骨科创伤急救与手术

GUKE CHUANGSHANG JIJIU YU SHOUSHU

刘 军 编著

U0340156

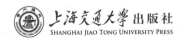
上海交通大学出版社
SHANGHAI JIAO TONG UNIVERSITY PRESS

内容提要

本书首先介绍了骨科学基础、骨科常用影像学检查、骨科常用治疗方法，然后详细讲解了骨科急救、上肢损伤、下肢损伤等各种骨科疾病，并重点论述了这些疾病发病机制、临床表现、相关检查、诊断方法、鉴别诊断、治疗方法等内容。本书结构合理、图文并茂、重点突出，强调临床实用性和可操作性，适合各级医疗机构的骨科医师及医学院校学生参考使用。

图书在版编目（CIP）数据

骨科创伤急救与手术 / 刘军编著. --上海：上海交通大学出版社，2023.12

ISBN 978-7-313-29406-7

Ⅰ.①骨… Ⅱ.①刘… Ⅲ.①骨损伤－急救②骨损伤－外科手术 Ⅳ.①R683

中国国家版本馆CIP数据核字（2023）第169769号

骨科创伤急救与手术
GUKE CHUANGSHANG JIJIU YU SHOUSHU

编　　著：刘　军

出版发行：上海交通大学出版社　　地　　址：上海市番禺路951号

邮政编码：200030　　电　　话：021-64071208

印　　制：广东虎彩云印刷有限公司

开　　本：889mm×1194mm 1/32　　经　　销：全国新华书店

字　　数：215千字　　印　　张：8

版　　次：2023年12月第1版　　插　　页：2

书　　号：ISBN 978-7-313-29406-7　　印　　次：2023年12月第1次印刷

定　　价：198.00元

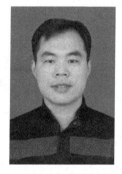

刘 军

男，山东济宁曲阜人，副主任医师。毕业于山东第一医科大学（原泰山医学院），现就职于济宁市第二人民医院骨科。兼任中国中医药研究促进会外治分会基础专家学组委员、山东省医师协会急诊创伤医师分会多发伤亚专业委员会第一届委员会委员、济宁市医学会创伤外科分会委员会委员。

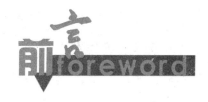

前言 foreword

　　过去半个多世纪以来，随着生产力的飞速发展和科学技术的不断进步，我国骨科学也获得了长足的进展。当今骨科学既沿袭了我国传统医学历史长河中有益的经验和科学的学术思想，又总结了近现代骨科名家的先进技术、方法和理论；同时，还吸收了现代科学技术发展的新成就。然而，年轻医师因为缺乏临床经验，在日常工作中面临诸多难题。如何加强对骨伤患者的规范化治疗、提高骨科医师的基本操作技能和动手能力，是每个医务人员尤其是骨科临床医师需要思考的问题。为了不断更新知识，提高患者的救治成功率，最大限度地降低疾病带来的痛苦，特精心编写了《骨科创伤急救与手术》一书，期望本书能对我国骨科学的进步起到一些积极作用。

　　本书主要总结骨科学领域里各种疾病诊断、治疗和预后方面的经验，以期规范诊疗过程，减少临床工作中的失误。内容主要讲解了骨科急救、上肢损伤、下肢损伤等各种骨科疾病，重点论述了其临床表现、相关检查、诊断、鉴别诊断、治疗方法等。本书内容翔实、图文并茂，强调临床实用性和可操作性，力争让读者了解骨科疾病的专业理论、诊疗策略及学科发展的前沿问题，为下一步工作奠定基础，适合各级医院的骨科医师参考使用。

本书从不同角度展示了骨科疾病的诊疗过程及研究进展，目的是激发读者的求知欲，希望能为他们的学习和研究抛砖引玉。但骨科学内容繁多，知识更新日新月异，且我们的编写经验有限，故书中可能存在疏漏之处，恳请广大读者给予批评指正。

刘　军

济宁市第二人民医院

2023 年 3 月

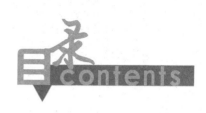

第一章

骨科常用治疗方法

第一节　石膏绷带治疗

利用熟石膏遇水可以重新结晶变硬这一特性,将熟石膏粉制作成石膏绷带。使用时将石膏绷带浸泡于水中,取出后做成石膏托或者直接缠绕在患肢远近端,石膏硬化后起到固定骨折的作用。石膏绷带固定根据肢体的任何形状塑形,具有固定可靠、简单方便、便于运送的优点,其缺点是石膏较重、透气性差、固定范围较大,须超过骨折部位远、近端关节,易引起关节僵硬。

一、适应证

(1)小夹板难以固定的某些部位的骨折如脊柱骨折。

(2)开放性骨折经清创缝合术后创口尚未愈合者。

(3)某些骨关节行关节融合术者(如关节结核行融合术)。

(4)畸形矫正术后,维持矫正位置。

(5)治疗化脓性骨髓炎、关节炎者,固定患肢,减轻疼痛。

(6)肌腱、血管、神经及韧带需要石膏保护固定。

二、操作方法

(1)材料准备:石膏绷带、脱脂绷带、纱布、棉纸、石膏操作台、石膏床、石膏刀、石膏剪等。

(2)石膏绷带用法:在固定部位缠绕脱脂绷带或纱布,在骨骼隆起部位垫以棉垫或棉纸，以免皮肤受压坏死，形成压疮。将石膏绷带卷按包扎石膏使用的顺序，轻轻横放浸泡于温水中，等气泡排空，石膏绷带卷泡透，两手握住石膏绷带卷的两端取出，用两手向石膏绷带卷中央轻轻对挤，除去多余水分即可使用。

常用石膏类型。①石膏托：根据测量固定患肢所需长度，在平板上将石膏绷带折叠成需要长度的石膏条，宽度为患肢周径的2/3，下肢厚度为12～15层，上肢10～12层，然后放入水桶浸湿，贴皮肤面用棉纸衬垫保护，放到患肢的后面或背侧，用普通绷带缠绕固定。②石膏夹板或前后石膏托是在单侧石膏托的对侧增加一个石膏托，固定骨折的伸屈侧或前后侧，固定的牢固度优于单侧石膏托；以上两种石膏托多用于早期肢体肿胀的临时固定，方便调整松紧，当肿胀消退后，通常改行石膏管型固定。③石膏管型：将石膏条置于肢体前后侧，然后用石膏绷带平整包裹患肢，包扎完毕，表面抹光。注明石膏日期和类型，未干硬以前可以考虑开槽和开窗。

（3）躯干石膏及特殊石膏固定，多采用石膏绷带与石膏条带包扎相结合的方法。一方面可加快包扎石膏的速度，有利于石膏塑形，能较好地达到固定的目的。另一方面可节省石膏绷带。应用此法包扎的石膏有厚有薄，即不负重的次要部位较薄，负重的重要部位较厚，使包制的石膏轻又有较好的固定作用。如石膏床、头颈胸石膏、髋人字石膏等。

（4）石膏固定操作过程中应快速、平整、无皱褶，根据包扎部位的需要可做适当的加强。石膏绷带缠绕时用力要均匀，勿过紧过松，边包缠边用手抹平，使石膏条带及石膏绷带之间的空气及多余的水分挤出，成为无空隙的石膏管型，达到牢固的固定作用。注意石膏的塑形，能够最大限度符合肢体的外部轮廓。

三、注意事项

（1）石膏固定后伤肢必须抬高5～7天以减轻肢体肿胀。肿胀消退后伤肢即可自由活动。

（2）石膏固定应该将手指、足趾露出，方便观察手指或足趾血循环、感觉和运动情况,如发现手指或足趾肿胀明显、疼痛剧烈、颜色变紫、变青、变白、感觉麻木或有运动障碍时,随时都应立即紧急处理,切勿延误,以免造成不可挽救的残疾。

(3)冷冻季节石膏绷带的肢体要注意保暖,但不能热敷不能烤火,以免引起肢体远端肿胀造成血液循环障碍。

(4)石膏如有松动或破坏失去固定作用时要及时更换石膏或改用其他固定。

(5)必须将石膏固定后的注意事项向伤、病员和其家属交代清楚,最好能印成文字说明交给患者和家属,避免并发症的发生。

目前新型高分子材料绷带已经应用于临床,如树脂、SK 聚氨酯等,具有轻度高、重量轻、透气性好、不怕水、不过敏的优点,但价格高。

第二节　牵引治疗

牵引治疗是骨科常用的治疗方法,利用持续、适当的牵引力作用,通过反作用力达到缓解软组织紧张、骨折复位固定、炎症部位制动、预防矫正畸形及减轻疼痛的目的。常用的牵引治疗技术有皮肤牵引、骨牵引和特殊牵引。

一、皮肤牵引

皮肤牵引是借助胶布粘贴或海绵内衬牵引带包压于患肢,利用与皮肤之间的摩擦力,使牵引力通过皮肤、肌肉、骨骼,进行复位、维持固定。胶布远侧端于扩张板中心钻孔穿绳打结,再通过牵引架的滑轮装置,加上悬吊适当的重量进行持续皮肤牵引。牵引重量一般不得超过 5 kg,牵引力过大易损伤皮肤、引起水泡,妨碍继续牵引。牵引时间为 2～3 周,时间过长,因皮肤上皮脱落影响胶布黏着,如需继续牵引,应更换新胶布维持牵引。

(一)适应证

(1)小儿股骨骨折。

(2)年老体弱者的股骨骨折,在夹板固定的同时辅以患肢皮牵引。

(3)手术前后维持固定,如股骨头骨折、股骨颈骨折、股骨转子间骨折、人工关节置换术后等。

(二)注意事项

皮肤必须完好,避免过度牵引,牵引2～4周,骨折端有纤维性连接,不再发生移位时可换为石膏固定,以免卧床时间太久,不利于功能锻炼。皮牵引带不能压迫腓骨头颈部,以免引起腓总神经麻痹。

二、骨牵引

骨牵引是在骨骼上穿过克氏针或斯氏针,安置牵引弓后,通过牵引绳及滑轮连接秤砣而组成的牵引装置,牵引力直接作用于骨骼上,用以对抗肢体肌肉的痉挛或收缩的力量,达到骨折复位、固定的目的。骨牵引力量较大,阻力小,牵引收效大,可以有效地复位骨折,恢复力线。

(一)适应证

(1)成人长骨不稳定性、易移位骨折(如股骨、胫骨螺旋形及粉碎性骨折、骨盆、颈椎)。

(2)开放性骨折伴有软组织缺损、伤口污染、骨折感染或战伤骨折。

(3)患者有严重多发伤、复合伤,需密切观察,肢体不宜做其他固定者。

(二)注意事项

(1)骨牵引的力量较大,牵引时必须有相应的反牵引,如抬高床脚或床头。

(2)定期检查牵引针(或钉)进针处有无不适,如皮肤绷得过紧,可适当切开少许减张;穿针处如有感染,应设法使之引流通畅,保持皮肤干燥;感染严重时应拔出克氏针改换位置牵引。

(3)牵引期间必须每天观察患肢长度及观察患肢血循环情况,注意牵引重量,防止过度牵引。肢体肿胀消退,骨折复位良好,应酌情减轻牵引重量。

(4)牵引时间一般不超过8周,如需继续牵引治疗,则应更换牵引针(或钉)的部位,或改用皮肤牵引。若骨折复位良好,可改用石膏固定。

(三)常用的几种骨骼牵引

1.尺骨鹰嘴牵引

(1)适应证:适用于肱骨颈、干及肱骨髁上、髁间粉碎性骨折移位和局部肿胀严重,不能立即复位固定者,以及陈旧性肩关节脱位将进行手法复位者。

(2)操作步骤:在肱骨干内缘的延长线(即沿尺骨鹰嘴顶点下3 cm),画一条与尺骨背侧缘的垂直线;在尺骨背侧缘的两侧各2 cm处,画一条与尺骨背侧缘平行的直线,相交两点即为牵引针的进口与出口点。用手牵引将患者上肢提起、消毒、麻醉后,将固定在手摇钻上的克氏针从内侧标记点刺入尺骨,手摇钻将克氏针穿过尺骨鹰嘴向外标记点刺出。此时要注意切勿损伤尺神经,不能钻入关节腔,以免造成不良后果或影响牵引治疗。使牵引针两端外露部分等长,安装牵引弓。将牵引针两端超出部分弯向牵引弓,并用胶布固定,以免松动、滑脱或引起不应有的损伤,然后拧紧牵引弓的螺旋,将牵引针拉紧,系上牵引绳,沿上臂纵轴线方向进行牵引,同时将伤肢前臂用帆布吊带吊起,保持肘关节屈曲90°,一般牵引重量为2～4 kg。

2.尺桡骨远端牵引

(1)适应证:适用于开放性尺桡骨骨折及陈旧性肘关节后脱位,多用于鹰嘴牵引和尺桡骨远端牵引固定治疗开放性尺桡骨骨折。

(2)操作步骤:将伤肢前臂置于旋前旋后中间位,并由助手固定,消毒皮肤,局部麻醉,于桡骨茎突上1.5～2.0 cm部位的桡侧无肌腱处,将克氏针经皮肤刺入至骨,安装手摇钻,使克氏针与桡骨纵轴垂直钻过尺桡骨的远端及尺侧皮肤,并使外露部分等长,装上牵引弓即可进行牵引。或与尺骨鹰嘴牵引针共装在骨外固定架上,进行开放性尺桡骨骨折固定治疗。

3.股骨髁上牵引

(1)适应证:适用于有移位的股骨骨折、有移位的骨盆环骨折、髋关节中心脱位和陈旧性髋关节后脱位等;也可用于胫骨结节牵引过久,牵引针松动或针孔感染,必须换针继续牵引时。

(2)操作步骤:将损伤的下肢放在布朗牵引支架上,自髌骨上缘近侧 1 cm 内,画一条与股骨垂直的横线(老年人骨质疏松,打针应距髌骨上缘高一些,青壮年骨质坚硬,打针应距髌骨上缘近一些)。再沿腓骨小头前缘与股骨内髁隆起最高点,各做一条与髌骨上缘横线相交的垂直线,相交的两点作为标志,即斯氏针的进出点。消毒、局部麻醉后,从大腿内侧标记点刺入斯氏针直至股骨,一手持针保持水平位,并与股骨垂直,锤击针尾,使斯氏针穿出外侧皮肤标记点,使两侧牵引针外部分等长,用巾钳将进针处凹陷的皮肤拉平,安装牵引弓,在牵引架上进行牵引。小腿和足部用胶布辅助牵引,以防肢体旋转和足下垂。将床脚抬高 20～25 cm 以做反牵引。牵引所用的总重量应根据伤员体重和损伤情况决定,如骨盆骨折、股骨骨折和髋关节脱位的牵引总重量,成人一般按体重的 1/7 或 1/8 计算,年老体弱者、肌肉损伤过多或有病理性骨折者,可用体重的 1/9 重量。小腿辅助牵引的重量为 1.5～2.5 kg,足部皮肤牵引重量为 0.25～0.50 kg。

4.胫骨结节牵引

(1)适应证:适用有移位股骨及骨盆环骨折、髋关节中心脱位及陈旧性髋关节脱位等,胫骨结节牵引较股骨髁上牵引常用,如此牵引过程中有其他问题时,才考虑换为股骨髁上牵引继续治疗。

(2)操作步骤:将伤肢放在布朗牵引支架上,助手用手牵引踝部固定伤肢,以减少伤员痛苦和防止继发性损伤。自胫骨结节向下 1 cm 内,画一条与胫骨结节纵轴垂直的横线,在纵轴两侧各 3 cm 左右处,画两条与纵轴平行的纵线与横线相交的两点,即为斯氏针进出点。老年人骨质疏松,标记点要向下移一点,以免打针时引起撕脱性骨折;青壮年人骨质坚硬,标记点要向上移一点,以免打针时引起劈裂骨折;儿童应改用克氏针牵引。此牵引技术的方法和牵引总重量,均与股骨髁上牵引技术相同。值得注意的是,进针应从外侧标记点向内侧,防止损伤腓总神经,术后两周内每天要测量伤肢的长度,以便随时根据检查结果及时调整牵引重量,并检查伤肢远端的运动、感觉及血供情况。

5.跟骨牵引

(1)适应证:适用于胫腓骨不稳定性骨折、某些跟骨骨折及髋关节和膝关节轻度挛缩畸形的早期治疗。

(2)操作步骤:将踝关节保持伸屈中间位。自内踝下端到足跟后下缘连线的中点,即为进针标记点。消毒皮肤,局部麻醉后,用斯氏针从内侧标记点刺入跟骨,一手持针保持水平位并与跟骨垂直,一手捶击针尾,将针穿过跟骨并从外侧皮肤穿出,使牵引针两端外露部分等长。用布巾钳拉平打针处凹陷的皮肤,安装牵引弓,在布朗架上进行牵引。如胫腓骨骨折有严重移位,需在复位后加小腿石膏固定,再进行牵引。一般成人的牵引重量为 4～6 kg。术后要经常观察脚趾活动、感觉及血供情况。

6.第 1～4 跖骨近端牵引

(1)适应证:多与跟骨牵引针共装骨外固定架,进行牵引或固定治疗楔状骨或舟状骨的压缩性骨折。

(2)操作步骤:将伤肢的小腿放置于布朗架上,助手将脚及小腿固定。消毒皮肤,局部麻醉,将克氏针的尖端从第 4 跖骨近端的外边与跖骨纵轴垂直刺入至骨,装手摇钻,穿过第 1～4 跖骨的近端部至皮肤外,并使外露部分等长,装牵引弓或与跟骨牵引针共装骨外固定架,以便调整楔状骨或舟状骨的移位,并行固定治疗。

7.颅骨牵引

(1)适应证:适用于颈椎骨折和脱位,特别是骨折脱位伴有脊髓损伤者。

(2)操作步骤:将伤员剃去头发,仰卧位,颈部两侧用沙袋固定。

用记号笔在两侧乳突之间画一条冠状线,再沿鼻尖到枕外隆凸画一条矢状线。将颅骨牵引弓的交叉部支点对准两线的交点,两端钩尖放在横线上充分撑开牵引弓,钩尖所在横线上的落点做切口标记。用1‰普鲁卡因在标记点处进行局部麻醉,在两标记点各做一个小横切口,直至骨膜,并略做剥离。用颅骨钻在标记点钻孔。钻孔时应使钻头的方向与牵引弓钩尖的方向一致,仅钻入颅骨外板(成人约为4 mm,小儿约为3 mm)。钻孔后安装颅骨牵引弓,并拧紧牵引弓上的两个相对应的螺栓固定,防止松脱或向内拧紧刺入颅内。牵引弓系结牵引绳,通过床头滑轮进行牵引。床头抬高20 cm左右,作为反牵引。牵引重量要根据颈椎骨折和脱位情况决定,一般为6～8 kg。如伴小关节交锁者,重量可加到12.5～15 kg,同时将头稍呈屈曲位,以利复位。抬高床头,加强对抗牵引。如证明颈椎骨折、脱位已复位,应立即在颈部和两肩之下垫薄枕头,使头颈稍呈伸展位,同时立即减轻牵引重量,改为维持性牵引。

三、特殊牵引

(一)枕颌带牵引

1.适应证

枕颌牵引带是通过滑轮及牵引支架,施加重量进行牵引。适用于轻度颈椎骨折或脱位、颈椎间盘突出症及根性颈椎病等。

2.操作方法

(1)卧床持续牵引:牵引重量一般为2.5～3.0 kg。其目的是利用牵引维持固定头颈休息,使颈椎间隙松弛或骨质增生造成的水肿尽快吸收,使其症状缓解。

(2)坐位牵引:间断牵引,重量自6 kg开始,逐渐增加,根据每个患者的具体情况,可增加到15 kg左右,但须注意如颈椎有松动不稳者,不宜进行重量较大的牵引,以免加重症状。

(二)骨盆带牵引

1.适应证

骨盆带牵引适用于腰椎间盘突出症及腰神经根刺激症状者。

2.操作方法

(1)用骨盆牵引带包托于骨盆,两侧各 1 条牵引带,所系重量相等,两侧总重量 9～10 kg,床脚抬高20～25 cm,使人体重量作为反牵引,进行持续牵引,并加强腰背肌功能锻炼,使腰腿痛的症状逐渐减轻。

(2)利用机械大重量间断牵引,即用固定带将两侧腋部向上固定,做反牵引,另用骨盆牵引带包托进行牵引,每天牵引 1 次,每次牵引 20～30 分钟,牵引重量先从体重的 1/3 重量开始,逐渐加重牵引重量,可使腰腿痛症状逐渐消退。但腰椎如有明显松动不稳者,不宜用较大重量牵引,以免加重症状。

(三)骨盆悬带牵引

1.适应证

骨盆悬带牵引适用于骨盆骨折有明显分离移位,或骨盆环骨折有向上移位和分离移位,经下肢牵引复位,而仍有分离移位者。

2.操作方法

使用骨盆悬带通过滑轮及牵引支架进行牵引,同时进行两下肢的皮肤或骨牵引,可使骨盆骨折分离移位整复,待 4～6 周后解除牵引,进行石膏裤固定。

(四)胸腰部悬带牵引

1.适应证

胸腰部悬带牵引适用于胸腰椎椎体压缩性骨折的整复。

2.操作方法

采用金属悬吊牵引弓,帆布带和两个铁环制成的胸腰部悬带,患者仰卧在能升降的手术床上,两小腿固定于手术床上,头下垫枕。悬起胸腰部悬带,降下手术床,患者呈超伸屈位,使胸腰椎椎体压缩骨折整复,并包缠石膏背心固定,即可解除胸腰部悬带牵引。

另一种胸腰部悬带持续牵引技术,适用于老年或脏器患有严重病变患者。取宽 20 cm、长 50 cm 的帆布带,两端用长 25 cm、直径 3 cm 的木棒套穿固定,于悬带两端加滑轮及绳子,即可进行患者仰卧位胸腰部悬吊牵引,逐渐适当增加重量,使患者脊柱超伸展,达到胸腰部脊椎压缩性骨折逐渐复位。同时加强腰背肌功能练习,维持胸腰段脊椎压缩性骨折的复位。

第三节　小夹板固定治疗

小夹板固定是利用有一定弹性的柳木、杉木、竹片或塑料制成长宽合适的板条,在接触肢体一面附加有各种形状的固定垫,通过固定垫维持骨折断端对位,不固定关节。因此,小夹板治疗既固定骨折局部,维持骨折整复的位置,又便于关节功能活动,防止肌肉萎缩和关节僵硬。

一、适应证

(1)四肢管状骨闭合骨折,不全骨折和稳定性骨折。

(2)作为股骨、胫骨不稳定骨折的辅助固定手段,需要结合持续骨牵引复位。

(3)骨折拆除石膏或内固定后,但尚不坚固,需要短时间外固定保护。

二、操作方法

(一)准备工作

小夹板固定治疗常用的材料有小夹板、固定垫(棉垫或纸垫)、横带(扁布带)、绷带、棉花、胶布等。

1.小夹板

长度一般以不超过骨折上、下关节为准(关节附近的骨折例外),所用小夹板宽度的总和,应略窄于患肢的最大周径,使每两块小夹板之间有一定的间隙。

2.固定垫

固定垫根据形态分为平垫、大头垫、空心垫等,在小夹板内的作用是防止骨折复位后再发生移位,但不可依赖固定垫对骨折段的挤压作用来代替手法复位,否则将引起压迫性溃疡或肌肉缺血性坏死等不良后果。

(二)小夹板固定的包扎方法

1.续增包扎法

骨折复位后,先从患肢远端开始向近端包扎内衬绷带1~2层,用以保护皮肤不受小夹板摩擦,然后再安放小夹板。此时,应首先对骨折起主要固定作用的两块小夹板,以绷带包扎两圈后,再放置其他小夹板。在小夹板外再用绷带包扎覆盖,维持各块小夹板的位置。再从近侧到远侧捆扎横带3~4根,每根横带绕肢体两周后打结。横带的作用是调节小夹板的松紧度,以比较方便地将结头上下移动1 cm的松紧度为宜,此法优点是小夹板固定较为牢靠。

2.一次包扎法

骨折复位后先包内衬绷带,然后将几块小夹板一次安置于伤肢四周,外用3~4根横带捆扎。此法使用的绷带较少,小夹板的位置容易移动,应经常检查,以免影响骨折的固定。

三、注意事项

(1)注意患肢的肢端血供状况,观察肢端皮温、颜色、感觉、肿胀程度、手指或足趾主动活动等有无异常。若发现有血供障碍,立即放松横带,如未好转,应拆开绷带,重新包扎,以免处理延误导致缺血性肌挛缩、神经麻痹或肢体坏死。肢体血供障碍最早的症状是剧烈疼痛,切勿与骨折疼痛混淆,造成疏忽延误。骨折疼痛局限于骨折断端周围,血供障碍引起的疼痛是夹板固定处远侧肢体的搏动性疼痛,必须认真分析,正确区分,采取及时、正确的处理。

(2)小夹板内固定垫接触部位、小夹板两端或骨骼隆突部位出现疼痛,注意观察,必要时拆开检查,以防发生压迫性溃疡。

(3)注意经常调整小夹板的松紧度。患肢肿胀消退后,小夹板也将松动,应每天检查横带的松紧度,及时调整。

(4)复位后2周、4周、8周、12周定期做X线片检查,了解骨折对位与愈合情况,若有移位及时复位处理。

小夹板治疗具有简便易行、固定牢固、骨折愈合快、功能恢复好、费用低廉等优点,掌握好适应证,临床上并发症并不多见,但治疗过程中需要重视患者的随访观察,及时发现、处理患者缺血、神经受压等异常变化,避免前述并发症的发生。

第四节　外固定支架治疗

外固定支架治疗技术是治疗骨折和肢体矫形重建等的一种重要方法,在骨折或需矫形固定的近端和远端经皮穿入固定针,用连接杆及克氏针固定夹将克氏针连接起来,组成力学稳定结构装置,称为外固定支架。其优点在于既可为骨折提供可靠的复位固定、轴向加压与延长、矫正畸形,同时又不破坏局部血液供应,兼具力学和生物学两方面的优点。

外固定支架始于 19 世纪中叶,在第二次世界大战中曾被广泛使用,但因其结构缺陷、缺乏稳定性及高感染率等受到广泛质疑,从 20 世纪 70 年代开始,外固定支架的使用进入新的阶段。近年来,外固定支架在设计制作和应用技术日臻完善,现已成为治疗骨折的标准方法之一,在临床上得到了广泛应用。

一、骨外固定支架的分类

近年来随着医学科学技术的发展,外固定支架也在不断地进步与改进,其形式很多,通常可按它的功能、构型与力学结构分类。

(一)按功能分类

(1)单纯固定的外固定器,从 Parkhill 与 Lambotte 的外固定器发展而来的类型,如标准的单平面单侧 Judet 外固定器。

(2)兼备整复和固定的外固定器,如 Hoffmann 与改进后的 Anderson 外固定器类型。

(二)按构型分类

(1)单平面单边式:其特点是螺钉仅穿出对侧骨皮质,在肢体侧用连接杆将裸露于皮外的顶端连接固定。

(2)单平面双边式:特点是钉贯穿骨与对侧软组织及皮肤,在肢体两侧各用1根连接杆将钉端连接固定。

(3)单平面四边式:其特点是肢体两侧各有2根伸缩滑动的连接杆,每侧的两杆之间也有连接结构,必要时再用横杆连接两侧的连接杆。

(4)半环式:半环式外固定器的特点是可供多向性穿针有牢固可靠的稳定性,半环槽式外固定器为其代表。

(5)全环式:这类外固定器是用圆形套放于肢体,可实施多向性穿针固定,但不及半环式简便。

(6)三角式:可供2~3个方向穿针,多采用全针与半针相结合的形式,实现多向性固定,国际内固定研究学会三角式管道系统为其代表。

(三)按力学结构分类

1.单平面半针固定型

这类外固定器是依靠半针的钳夹式把持力保持对骨断端的固定,骨断端的受力为不对称性,抗旋转与前后方向弯曲力最差,克氏针可发生变形或断裂,用于不稳定骨折时,骨折端易发生再错位。

2.单平面全针固定型

这类骨外固定是将克氏针贯穿骨与对侧软组织,肢体两侧有连接杆将克氏针两端固定,骨断端的受力呈对称性,和单平面单侧固定相比较,固定的稳定性有所加强,但抗前后向弯曲力与扭力的能力仍差,用于肢体牵引延长时,可发生骨端旋转与成角畸形。

3.多平面固定型

半环、全环与三角式构型的外固定器可提供多向性固定,有良好的稳定性。

二、骨外固定的适应证

外固定支架固定是介于内固定和外固定之间的一种方法,操作简单、创伤小、穿针远离骨折区,对骨折局部干扰小,不破坏局部血供,将牵引、复位、加压、矫正成角等融为一体。

适应证:①开放性骨折。②闭合性骨折伴有广泛软组织损伤。③在严重头、胸、腹部等多发伤时,可迅速实施对骨折进行固定,有助于稳定全身情况。④涉及关节面的不稳定或粉碎的桡骨下端骨折等,获得良好的稳定性。⑤骨折合并感染和骨折不愈合。⑥不稳定的骨盆骨折。

三、外固定支架的临床应用

(一)桡骨远端骨折

用外固定支架治疗桡骨远端粉碎性不稳定骨折患者,优良率高,疗效确切。其基本方法是骨折复位后,采用超关节外固定。远端固定针分别固定在第 2 或第 3 掌骨基底部、近端固定在骨折端近侧 3～4 cm 的桡骨干上。复位后腕关节固定在尺偏中立或尺偏轻度屈腕位,固定均较稳定;若仍欠稳定,加用经皮克氏针辅助固定。术后即可开始行主被动手指、肘关节的功能锻炼。该固定器适用于手法复位和石膏固定较为困难的桡骨远端不稳定骨折,具有操作简便、省时,固定可靠的优点。此外,固定器最大特点在于改变了常规外固定支架要求固定针必须平行一致或近于平行的缺点,因针夹可于防滑杆上做 360°旋转,再配合中心关节达到了万向的功能,使手术中无须刻意要求固定针平行与否,降低了操作难度,缩短了手术时间。

(二)开放性骨折

外固定支架治疗开放性骨折起到了消除骨折端对皮肤的威胁,减少污染扩散的机会,不破坏骨膜和血供,可多次清创,便于软组织损伤处理和伤口闭合,为二期处理打好基础,还可以给骨折端应力刺激,利于骨折愈合。

(三)肢体功能重建

外固定支架治疗骨不连、肢体延长、矫正各类畸形及恢复肢体正常功能等方面都取得了令人满意的临床效果。外固定支架治疗可以对骨端始终保持均匀的压应力刺激,为骨折愈合创造必要的生物力学条件;对骨折局部的血供影响较小,不需要剥离骨膜,对骨折端血运干扰小,有利于骨折愈合;与此同时,对感染性骨不连、骨缺损伴患肢短缩,可采用骨转运技术,不需要植骨,即可治愈骨不连,同时,还可以通过肢体延长,解决肢体不等长的问题,恢复肢体功能。

(四)重度骨盆骨折和多发伤

重度骨盆骨折属高能量损伤,由于合并伤多,出血量大,伤后全身抵抗力急剧下降,而致休克不可逆转、感染等导致死亡。应用外固定支架治疗旋转不稳定的骨盆环骨折能够早期固定,控制出血,防治休克,降低患者死亡率。骨外固定支架对多发伤中大的管状骨折实施早期外固定,可作为一种急诊处理,方法简便,利于施行抢救性手术,明显降低病死率和减少并发症。

四、外固定支架并发症

(一)针孔感染和渗液

这是最常见及最主要的并发症,主要原因:针与骨体结合不够紧密,造成松动;钻速过高,引起针孔周围的骨质烧伤和肌肉坏死、液化;穿针没有垂直骨干造成应力不均衡;对针孔的护理不仔细,未能及时处理等。因此,需要保持针道清洁,定期换药,减少患肢的活动,及时应用抗生素。若经针孔护理、换药后,感染仍然得不到控制,可在骨折端基本稳定后尽早拆除外固定支架,改用石膏或小夹板等其他外固定方式,不会影响骨折治疗的固定效果。

(二)断针

断针是由于金属疲劳导致,最易产生金属疲劳的部位是针与连接杆的接合部。不应多次紧旋固定克氏针的螺钉或在固定夹面上加放非金属垫圈,以及克氏针只能单次使用,可防止断针的发生。

(三)神经、血管损伤

神经与血管损伤、关节功能障碍、骨筋膜室综合征或穿针部位骨折等,这些并发症可以通过严格执行操作规程与细心观察加以避免。

(四)骨折延迟愈合和不愈合

外固定支架治疗骨折的另一主要并发症,其主要原因有骨折部位骨缺损、局部软组织挫伤严重、骨折难愈合部位、外固定支架的应力遮挡、外固定器固定不够稳定等。防治方法有准确复位、局部有限切开复位,对骨折端间隙与骨缺损的骨折可采用早期自体松质骨移植术和带血管骨瓣、肌瓣移位修复骨质缺失和改善血运,促进骨折愈合。

外固定支架应用应重视如何为骨折愈合提供良好的环境和生物力学条件,及对外固定支架生物力学性能、强度调整方法和技术应用的掌握,使得外固定支架在满足骨折复位、固定功能和生物力学性能要求的前提下,构造越简单,部件越少,性能越稳定,操作越简单,越有利于人体功能锻炼和康复。

第五节　内固定治疗

内固定是指采用金属或非金属材料、自体或异体骨块等置入体内,用以直接固定骨折、脱位等创伤或疾病的一类治疗方法。本节仅涉及四肢的骨折和骨折-脱位的内固定。

临床上内固定物的置入有两种方法:一种是手术切开后或手术切开复位后置入;二是经皮置入(多在 X 线下或特殊装置导引下进行),而不手术切开。

一、切开复位内固定的适应证

内固定是治疗骨折的方法之一,但具有严格的适应证,也具有一定的缺点。随着骨科的发展,一方面大多数骨折经闭合复位与外固定都能得到治愈,少数可用闭合复位加经皮穿针(或撬拨)治疗,但仍有一部分骨折必须经切开复位内固定治疗;另一方面内固定理论和技术不断进步,特别是生物接骨术(BO)的提出,一定程度上克服了传统内固定的缺点(如使"有创"变为"微创"),内固定的原则和适应证正在发生变化。有些手术指征是相对的,手术者应根据患者和骨折的具体情况,结合技术和设备条件,慎重选择手术方案。下列指征,仅供参考。

(一)绝对适应证

下列的指征与其说是手术复位内固定的绝对适应证,不如说是采用手术复位内固定才更有可能获得最佳效果的情况。

(1)有移位的关节内骨折,如果骨片较大,会影响关节功能,应行开放复位内固定。这种骨折用手法复位很少能达到解剖对位,也难以维持对位,日后易发生创伤性关节炎,开放复位可达到较理想的复位,并能通过内固定维持复位,有利于早日行关节功能锻炼。

(2)经适当的非手术治疗后失败的不稳定骨折。

(3)用手法难以复位或行外固定不能维持复位后的位置、日后功能很差的骨折。如股骨颈骨折等。

(4)具有阻碍生长倾向的移位的骨骺损伤(Salter-Haris Ⅲ型、Ⅳ型)。

(5)伴有重要肌肉-肌腱单元或韧带断裂并已显示非手术治疗效果不佳的大的撕脱骨折,如髌骨、鹰嘴等处骨折,用闭合方法难以复位和维持复位,经内固定后,可早期进行功能锻炼。

(6)伴有筋膜间隙综合征需行切开减压的骨折。

(7)非手术治疗或手术治疗失败后的骨折不愈合。

(8)非临终患者的移位性病理骨折。

(二)相对适应证

相对适应证指采用手术复位内固定有中等程度的可能性使功能得到改善的情况。

(1)延迟愈合,当骨折发生延迟愈合时,采用开放复位内固定术和植骨术,有利于骨愈合。

(2)不稳定的脊柱损伤、长骨骨折和不稳定的骨盆骨折,特别是发生在多发性创伤的患者时。

(3)即将发生的病理性骨折,开放复位内固定对肢体大的长骨病理性骨折很有必要,有利于原发病灶的治疗。

(4)不稳定的开放性骨折。

(5)伴有复杂软组织损伤的骨折(Gustilo 3B 型开放性骨折、骨折处有烧伤或皮炎)。

(6)为降低因长期卧床制动和石膏固定所致的伤残或病死率,对老年患者的粗隆部骨折可行内固定术。严重的脑损伤合并大的骨折,不能耐受石膏制动或牵引治疗不合作,为便于护理,应行内固定治疗。

(7)合并血管或神经损伤的骨折,包括合并有脊髓、圆锥或近端神经根损伤的长骨骨折。

(8)不稳定的感染性骨折或不稳定的感染性骨不愈合。

(三)有争议的适应证

有争议的适应证指手术后功能改善的可能性较低的情况。

(1)在不损害功能的情况下使骨折畸形得到外观上的改善。

(2)为降低住院时间和费用,加快床位周转,有主张行内固定治疗者,但这种手术指征是有争议的,首先应从绝对和相对适应证来考虑,其他为次要因素。

二、切开复位内固定的禁忌证

当手术发生并发症和失败的概率超过了成功的可能性时,建议采用非手术治疗。手术治疗有较高的失败概率的情况如下。

(1)因骨质疏松等骨质太脆弱而不能用内固定来固定的骨折。

(2)由于瘢痕、烧伤、活动性感染或皮炎,导致骨折部位或计划手术部位的软组织覆盖太差,此时如行手术内固定将导致丧失软组织覆盖或使感染恶化,这种情况适于行外固定。

(3)活动的感染或骨髓炎。对这类情况,目前最流行的治疗方法是采用外固定,同时结合生物学方法来控制感染。偶尔采用髓内钉固定并结合生物学措施控制感染,也能成功地获得骨折的稳定,但不能常规地推荐使用。

(4)已不能成功地进行重建的粉碎性骨折。这种情况最常见于由冲击暴力破坏了关节面的严重关节内骨折。

(5)一般来说,如果患者的全身情况对于麻醉是禁忌证,那么对于骨折的手术治疗也是禁忌证。

(6)无移位骨折或稳定的嵌入骨折在位置可以接受时不需要做手术探查或复位。但在特殊情况下(如嵌插的或无移位的股骨颈骨折)行预防性固定会有好处。

(7)没有足够的设备条件、人力、训练和经验。

三、手术时机

切开复位内固定的时机须视病情和局部指征而定。对开放骨折或脱位,或并发血管损伤的骨折,则需紧急手术。但若合并胸、腹部或颅脑损伤,或严重休克,则应先紧急处理危及生命的其他损伤。

对一般的闭合性骨折,可择期手术,做必要的全身检查、常规化验,术前皮肤准备等。延期的时间是有争议的,有主张在 24 小时内手术,此时骨折周围软组织间隙尚易识别,操作方便。但是,局部软组织条件不好时(如水疱、皮肤挫裂伤、水肿等),则应等皮肤创面愈合、水疱和水肿消退再行手术,延迟至 24~48 小时后手术,在某种情况下,可延迟 3~4 天甚至 2~3 周。有些学者认为延迟手术,影响骨折愈合。但近年来,不少学者的实验结果表明,延迟 1~2 周实行内固定,不但增加了愈合机会,而且增加了愈合速度。延迟内固定比立即内固定明显地增加了皮质内新骨的形成,认为这是由于机体发生初次应激反应后,延迟手术又激发了第 2 次应激反应,因而促进了骨愈合。但是,也应该认识到延迟手术的缺点,组织间隙不易分辨,纤维化的肌肉挛缩使手术有一定的难度,例如,纠正长骨的重叠有时较困难。对髋部骨折的老年患者来说,卧床会使全身一般情况很快变差,争取在 24~48 小时内手术是很重要的。相反,对多处伤的青壮年患者,对大的骨折延迟几天行内固定,对排除隐藏的腹内脏器损伤(如包膜下脾破裂)是有益的。

如果延迟至 4~6 周后手术,则骨折已初步愈合,必须切去骨痂或凿断连接,才能复位,局部损伤的肌肉发生纤维化,使复位更为困难。同时晚期手术对骨折愈合的干扰很大。为防止骨折延迟愈合或不愈合,常需植骨。

四、骨折内固定的 AO 原则

1958 年 AO(瑞士内固定学会,英语国家称其为 ASIF)列出了骨折内固定的四项原则:①骨折断端的解剖复位,特别是关节内骨折;②坚强内固定,以满足局部生物力学的要求;③无创外科操作技术的应用,以保护骨折端及软组织的血运;④肌肉及骨折部位邻近关节早期、主动、无痛的活动,以防止骨折病的发生。

随着实验及临床研究的发展,特别是 BO(生物学接骨术)概念的提出,2000 年 AO 对上述这些原则进行了修正,表述为:①通过骨折复位及固定重建解剖关系;②按照骨折的"个性"及损伤的需要使用固定或夹板(包括外固定和内固定)重建稳定性;③使用细致操作及轻柔复位方法以保护软组织及骨的血供;④全身及患部的早期、安全的活动训练。

上述新的 AO 原则从原来强调生物力学的观点,演变成以生物学为主的观点,即生物学的、生理的、合理的接骨术。其指导思想是将治疗所带来的创伤减小到最低限度,即微创化趋势,充分重视局部血运的保护;关节骨折与骨干骨折具有不同的生物学需求,解剖复位、坚强内固定只适用于关节及其相关骨折,对骨干骨折而言,不强求解剖复位和坚强固定,骨折固定达到相对稳定(良好地控制长度、轴线和旋转,允许肢体早期、无痛活动)即可,断端间的微动(可导致骨痂形成)有利于骨折愈合,而无骨痂愈合(一期愈合)本身并不是目的。其核心技术是间接复位、生物学固定。间接复位技术运用骨折闭合复位(韧带整复)的原理,结合各种手术器械(如牵引器等)和技术以达到复位目的,无须骨折部位的直接操作,借此可以减小骨折部位的暴露和软组织的剥离。生物学固定技术则仅达到骨折断的相对稳定,靠早期的骨痂形成来保护内固定物免受过载负荷。

另外,上述新的 AO 原则不仅针对内固定,而且适用于骨折治疗的全过程。

五、固定方法的选择

任何一种固定方法,都有其可取之处,也必然存在某些缺欠,不可能是完美无缺的。骨折的情况十分复杂,可能在这种情况适用的方法,在另一种情况则不妥。即使是对某种骨折最为有效的方法,也同样会有一些不足。因此,对于固定方法的选择只能有一个原则——用其长,弃其短。选择的依据则是对各种固定方法优缺点的全面了解及比较,和对具体病例的全面认识和分析。

按照"用其长、弃其短"的原则来选择固定方法,才能充分发挥各自的优点,避免其弊端。取得较满意的固定效果。这一原则可以由 3 种方式加以体现。

(一)分别应用——择长弃短

按照不同骨折的不同情况,在各种固定方法中选择最有效而妥善的方法加以应用。

(二)结合应用——取长补短

一种固定方法不足以完全控制骨折移位时,可同时采用另一种方法以弥补其不足。如斜形胫骨骨折,以螺钉控制其短缩,U 形石膏夹板控制成角。骨外固定结合简单内固定,既可使固定更加可靠,又可简化骨外固定。

(三)阶段应用——以长代短

根据骨折在不同阶段的主要矛盾,及时地换用更为妥当的固定,以代替已不起积极作用的方法。肿胀严重的骨折在初期只能以石膏托暂时固定,而当肿胀消退后,石膏托即失去其作用,则需改用其他更为可靠的固定。不稳定的小腿骨折在早期可行牵引以克服其短缩。而持久的牵引将会带来延迟愈合的危险,数周后即应更换固定方法,以控制其他方式的移位。

第二章

骨科急救

第一节　骨折的急救

骨的完整性、连续性发生部分或完全断裂者称为骨折。其原因多为外伤，亦可因骨骼病变而引起病理骨折。外伤可造成多部位骨折及合并伤，亦可并发内脏、神经及血管损伤，或骨折断端与外界相通而成为开放性骨折，严重者可发生休克、脂肪栓塞综合征、呼吸窘迫综合征、筋膜间室综合征、深静脉血栓形成及败血症等。故应注意全身及局部情况，尤其颅脑、胸部及腹部脏器、重要神经、血管及伤口情况，如早期处理不当或忽略，常导致严重后果，甚至危及生命。

一、临床表现和诊断

（一）病史

一般有外伤史，应注意有无引起骨骼改变的全身或局部性病变，以排除病理性骨折。

（二）主要症状体征

局部疼痛、肿胀、瘀斑、局部压痛、畸形和功能障碍，可有异常活动与骨擦音、伤口出血及骨折端外露、骨传导音改变等。青枝、嵌入、裂纹骨折，或有较多肌肉包绕的部位，如股骨颈骨折等，体征常不明显，应警惕漏诊。

（三）影像学检查

包括正侧位 X 线片，必要时拍斜位片或健侧对称部位 X 线片，亦可在 2 周后拍片以确定诊断。尚可明确骨折类型,移位情况,为治疗提供依据。CT 扫描应是 X 线检查后的进一步检查手段,以明确骨折移位、骨片大小和分布等细节,并可获得三维重建影像。

(四)其他检查

检查有无因骨折而引起的并发症及合并伤。

二、急救措施

急救是骨折治疗的重要环节。现场处理原则,首先是防治休克,并防止进一步损伤重要神经、血管、脏器及由闭合性骨折转变为开放性骨折,预防感染,为以后治疗创造良好条件。疑骨折者按骨折处理。

(一)一般处理

迅速了解病情,询问病史及检查勿费时过多。

(1)防治休克局部固定、吸氧、补充血容量。

(2)保持呼吸道通畅。

(3)镇静止痛:口服止痛片或三七片,剧痛者注射哌替啶、吗啡或苯巴比妥钠。脑震荡和老年、小儿患者不得用吗啡。

(4)保暖,但勿热敷局部。

(二)伤口处理

(1)止血:剪开衣或裤,用无菌敷料或干净布类覆盖伤口加压包扎,或用止血钳钳夹、结扎止血。如无效,则用止血带。

应用气囊止血带需加衬垫,且松紧合适,一般上肢置于上臂上部、下肢置于大腿上部,每次0.5～1.0 小时,然后放松3～5分钟。上止血带后必须有明显标记,并正确记录上止血带时间、压力大小与时间,注意交班,以免发生严重后果。

(2)外露骨折端不应复位,以无菌敷料或干净布类包扎。

(3)注射破伤风抗毒素(TAT),口服磺胺药或注射抗生素预防感染。

(三)骨折固定

(1)迅速固定伤肢或躯干部,防止进一步损伤。可就地取材,就地固定。勿急于搬动或扶患者站立行走。固定物有三角巾、绷带、棉垫、夹板、托马斯夹板等,亦可以包袱布、头巾、薄木板、竹板、硬纸板、棍棒、枪支等作为替代物。固定前对患肢稍加牵引。

(2)上肢固定:锁骨骨折以三角巾悬吊患侧上肢,屈肘90°位。肩部、上臂与肘部骨折用三角巾做颈腕带悬吊,屈肘90°,腋下置一小棉垫,上臂贴近胸壁。前臂与腕部骨折用三角巾或托板固定,颈腕带悬吊,屈肘90°。手部骨折使手握绷带卷后固定。

(3)下肢固定:髋部与大腿骨折用托马斯夹、长木板于后侧或外侧进行固定,亦可利用健肢作为固定物,立即将两下肢捆扎在一起。小腿骨折用托马斯夹板、木板固定,超过上下关节即可。踝与足骨折可用枕头紧围于小腿、踝足部进行临时应急固定。

(四)转运患者

迅速转运患者到有条件的医院治疗。

第二节 脱位的急救

构成关节的各骨之间的关节面失去正常相互位置而彼此移位者称为脱位。其原因多为外伤,以青壮年常见,亦可因关节结核、化脓性关节炎等病变导致病理性脱位。先天性脱位不在此讨论。关节脱位与骨折之比约为1∶18,有时脱位可合并骨折。大关节脱位中以肘关节最多,其次为肩、髋关节。其主要病理变化是关节囊、韧带损伤,关节面移位,亦可因关节面外露而成为开放性脱位,错位之骨端偶可伤及内脏、重要神经、血管而致严重后果。

一、临床表现和诊断

(1)病史:一般有外伤史,注意早已存在的关节病变。

(2)主要症状体征:局部疼痛、肿胀、瘀斑、关节盂空虚、畸形、肢体缩短、弹性固定和功能障碍,可于脱位关节附近触及不正常的骨性突起及骨性标志的关系改变,亦可有伤口出血、骨端外露。

（3）影像学检查：包括正侧位 X 线片,必要时拍斜位或轴位 X 线片以明确诊断,并确定脱位类型、移位情况及有无骨折等,为治疗提供依据。相对位置不明,或有骨片、软组织嵌塞时,CT 扫描可提供帮助,尤其认识半脱位、骨片嵌塞等。

（4）注意有无其他部位合并伤或因脱位而引起的重要神经、血管及内脏损伤等合并发生。

二、急救措施

（1）复位越早,功能恢复越好。

（2）镇静止痛：口服止痛片、三七片,剧痛者注射哌替啶、吗啡或苯巴比妥钠。脑震荡者不用吗啡。

（3）伤口处理：用无菌敷料、干净布类覆盖伤口并加压包扎,或用止血钳钳夹、结扎止血,如无效且位于肢体远端者可应用止血带。

（4）开放性脱位注射 TAT,口服磺胺药或注射抗生素预防感染。

（5）固定：迅速固定伤肢或躯干部,防止进一步损伤,可就地取材就地固定。勿急于搬动或扶患者站立。固定物有三角巾、绷带、棉垫、夹板、托马斯夹板等,亦可以包袱布、头巾、薄板、竹板、硬纸板、大本杂志等作为临时替代物。肩、肘关节脱位以三角巾作为颈腕带悬吊伤肢,屈肘位。髋关节脱位以托马斯夹板固定,或用长木板于外侧进行固定,从腋下达足跟部。

（6）迅速转运患者到有条件的医院治疗。

第三节　肢体大血管损伤的急救

肢体大血管损伤多由外伤（如爆炸、刺伤、枪弹伤、骨折、脱位或软组织挫裂伤）所致,常发生肢体坏死。一般分为开放性和闭合性两类。局部损伤的轻重与血管损伤程度不一定平行,有时可因误诊而导致严重后果。血管可以因受压痉挛,亦可为挫伤后血管内膜层断裂、外膜下断裂,甚至血管部分或完全断裂。

一、临床表现和诊断

早期诊断是减少截肢和降低病死率的关键。

(1)典型外伤史,可合并骨折、脱位。

(2)失血性休克表现。

(3)局部症状体征:①早期肢体疼痛,晚期因神经缺血,疼痛消失。②损伤远侧动脉搏动减弱或消失。③局部可有伤口、搏动性出血或闻及血流杂音。④损伤动脉远侧肢体苍白、发绀、无力或瘫痪,皮温降低,感觉减退或消失,可有水肿。

(4)X线检查及血管造影可供参考。MRA有助于血管损伤部位的确定。多普勒亦有助于寻找血流中断定位。

二、治疗

肢体外伤后出现血液循环障碍时,应紧急处理,必要时手术探查。

(1)止血:用无菌敷料、干净布类覆盖伤口并加压包扎,亦可用手指、手掌压迫伤口或其近侧动脉主干数分钟后再绷扎,如仍不能止血,即于肢体近侧使用止血带并做标记。

(2)合并骨折、脱位者予以固定,以减轻疼痛,并防止进一步损伤。宜尽早复位以减轻对动脉的压迫。

(3)闭合性动脉损伤应拆除过紧的包扎物、石膏管型,并屈肘(膝)以减少血管的牵拉张力。

(4)合并骨折者,在修复动脉之前可行内固定,或术后行石膏、夹板外固定。

(5)骨折和严重软组织损伤后肢体明显肿胀或有深筋膜下血肿形成,致血管受压时可行筋膜切开减压。

(6)手术探查血管:在伤后6~8小时内,血液完全中断者需立即手术修复血管,如有部分侧支循环而出现供血不足症状,应择期手术修复血管,前臂或小腿一条动脉损伤,可不需手术修复。如为血管痉挛,给予麻醉或以0.25%罂粟碱溶液纱布湿敷以解除痉挛,必要时切除后吻合,注意勿将血管内膜损伤、撕(断)裂、血栓堵塞等误为血管痉挛。

探查指征:①肢体远端脉搏减弱或消失。②有活动性或动脉出血史。③巨大或继续增大的血肿。④大出血伴休克。⑤血管邻近的神经损伤。⑥伤口附近有较大动脉。⑦某些部位的骨折脱位应怀疑血管损伤,如锁骨下动脉、肱动脉、腘动脉等。

酌情进行下列 5 种血管手术:①血管缝合术,动脉壁仅有一线形裂口,内膜无挫伤,可单纯缝合。②静脉片移植修补术,动脉壁有缺损,缝合后易发生狭窄者。③血管对端吻合术,动脉大部或完全断裂者。④血管移植术,动脉完全断裂并有较长缺损,两断端不能对合或对合后张力较大者。可移植自体大隐静脉,人造血管及异体血管。⑤血管结扎术,侧支循环丰富的部位可用不吸收缝线双重结扎损伤动脉。

(7)应用抗生素,开放性者注射 TAT。

(8)应用抗凝药与血管扩张药:静脉滴注低分子右旋糖酐等 7 天,每天 500~1 000 mL。罂粟碱60 mg,6 小时肌内注射 1 次,用 5~7 天,亦可与托拉苏林合用,6 小时 1 次,每次肌内注射 25 mg。

第四节　脂肪栓塞综合征的急救

脂肪栓塞综合征是肺泡膜(肺泡-毛细血管膜)发生病理变化,导致气体交换障碍而造成急性呼吸衰竭的一种综合征。其临床特征是换气障碍、神经系统症状、心动过速、颈部及胸前皮内出血点、发热乃至猝死等。

最常见于长骨骨折,尤其下肢长骨骨折、骨盆骨折及多发性骨折。开放性骨折发生本症的百分率远比闭合性为低,分别为 2% 与 30%。亦可见于人工关节置换及剖胸剖腹手术、灼伤、中毒、感染、胸外心脏按压、高空飞行、大量应用皮质激素、某些内科疾病等。本症与休克关系密切,休克期长则发生本症的可能性大。

本症发生率约 1%,男性多于女性,约为 3:1,儿童并非少见,死亡率 10%～20%,昏迷者预后不良。肺栓塞是本症死亡的主要原因。

脂肪栓塞是指脂肪栓进入血流造成栓塞,但不出现临床症状,只有出现临床症状才称为脂肪栓塞综合征。

一、病理生理

血管内脂肪来源有两种学说。

(一)机械学说

脂肪来自骨折处的骨髓腔内脂肪。骨折后发生脂肪组织破裂,静脉窦损伤,骨髓腔内压力升高,脂肪阻塞毛细血管和小血管而形成脂肪栓塞。多数人主张这一学说。

(二)化学学说

血液中原有脂类,在外伤等应激情况下,使乳糜小粒集结成脂肪球,最后阻塞毛细血管和小血管。

脂肪在肺血管形成栓塞后,开始为机械性阻塞,仅引起中度氧合不足,呼吸增快,经 24～72 小时后,栓塞的中性脂肪水解成脂酸和油酸,继而出现小毒性(化学性)血管炎、间质性肺炎和急性肺水肿,最后发生呼吸困难综合征。据报道,本症有 50%～75% 的患者出现呼吸困难综合征。脑、肾等器官亦可发生脂栓。

二、临床表现和诊断

本症分为不完全型(部分综合征)、完全型(非暴发型或亚急性)和暴发型(急性)3 型。暴发型于伤后短时间清醒,但很快昏迷,并急性右心衰竭或肺梗死,有时出现痉挛、手足抽动,在 1～3 天内突然死亡。点状出血少见,胸片常阴性,确诊困难,多在尸检时发现。完全型最多见。

本症诊断主要根据创伤病史、临床表现、胸部 X 线片及实验室检查,其中以呼吸系统及神经系统症状、皮肤点状出血、PaO_2 为重要依据。

(一)典型临床表现

(1)呼吸系统:呼吸急促,咳嗽有血痰或脂痰,肺部有干、湿啰音,可有发绀、呼吸不规则,甚至出现潮式呼吸或呼吸骤停。

(2)神经系统:继发于呼吸功能障碍的低氧血症,常有头痛、兴奋不安、失眠或嗜睡、谵妄、精神错乱、神志矇眬或昏迷,躯干或肢体肌肉痉挛、尿失禁等。

(3)皮肤点状出血:出现率20%～50%,多在伤后2～9天内出现于锁骨上、前胸及颈侧方,呈散在或簇状,经数小时或数天后消退。

(4)发热,心率增快:一般体温超过38 ℃,心率在120 次/分以上。

(5)眼底血管可见脂栓、渗出或出血。

(二)胸部影像学检查

全肺散在风雪状阴影,即所谓"暴风雪影像",部分患者并右心负荷影像。CT 见肺部分萎陷、部分扩张并存。

(三)实验室检查

(1)动脉氧分压(PaO_2)测定:连续测定呈下降趋势,如降至8.0 kPa(60 mmHg)以下,应考虑本症。

(2)血沉增快,一般超过70 mm/h。

(3)血小板及血红蛋白下降。

(4)约50%患者出现血清脂肪酶和游离脂酸升高。

(5)血、尿或痰中可检出脂肪滴。血凝块快速冷冻切片可检出中性脂肪球。

本症应与颅脑损伤、急性呼吸困难综合征、挤压综合征、创伤后败血症等鉴别。

三、治疗

主要是支持呼吸和应用类固醇药物,保护重要器官,纠正缺氧及酸中毒,防止并发症。

(一)支持呼吸

保持呼吸道通畅,吸入浓度为40%的氧气。轻者用鼻管或面罩给氧,对暴发型或非暴发型者行气管插管后接人工呼吸器,病程较长时行气管切开,并安置人工呼吸器,潮气量＞1 000 mL 为宜,频率12～18 次/分。亦可采用呼气终末正压(PEEP),使 PaO_2 维持在9.3 kPa(70 mmHg)以上。

(二)糖皮质激素应用

可应用氢化可的松 2～3 天,每天量 1.0～1.5 g。或用甲泼尼龙,首次25 mg,静脉滴注,以后每 6 小时 80 mg,维持 3 天。

(三)肺水肿治疗

主要用高渗葡萄糖和利尿剂。可在高渗糖中加入氨基酸、胰岛素,以降低儿茶酚胺的分泌,减少体脂分解,缓解游离脂酸的毒性。亦可输入全血及清蛋白,同时供氧。

(四)其他治疗

(1)头部物理降温(冰帽)、人工冬眠。

(2)纠正酸中毒可应用碱性药。

(3)抑肽酶可降低骨折、创伤后一过性高脂血症,防止其对毛细血管的毒性作用,并抑制骨折血肿内激肽释放和组织蛋白分解,减缓脂肪颗粒进入血流的速度。每天静脉滴注 100 万 U。

(4)肝素有助于乳化的脂肪重新进入组织内,增加微循环血流量。每 6～8 小时静脉滴注10～50 U。

(5)低分子右旋糖酐可降低血液黏稠度、提高血容量,每 12 小时静脉滴注 500 mL。

四、预防

(1)骨折急救给予严格固定。

(2)人工关节置换术中,在股骨髓腔内插入股骨柄和注入骨水泥前先插入吸引器,做骨髓腔内吸引、排气减压,减少脂肪栓子进入血内的概率。

(3)严重创伤患者,每天静脉滴注抑肽酶 30 万～50 万 U。利血平、氨茶碱、阿司匹林、磷酸肌醇亦有一定作用。

(4)预防和救治休克。

第五节　断肢(指)的急救

断肢(指)再植是我国创伤外科的一项重大成就,亦是该领域的一个新课题。断肢(指)多见于青壮年,尤其断指发病较高,常影响手的功能。

一、病因与分类

由铡刀、切纸刀、电锯、剪板机等所致之断肢,其创缘较整齐,组织挫裂和缺损均较轻,再植成功率高,功能好。冲压机、搅拌机等所致之断肢,常有碾压、扭绞,创缘不齐,组织挫伤和缺损严重,再植成活率低,功能亦差。

断肢(指)分为两类。

(一)完全性断离

肢体完全离断,或仅有极少量软组织相连,或清创时需将其切断者。

(二)不完全性断离

伤肢断面有骨折、脱位,软组织相连少于断面周径的 1/4,主要血管断裂或栓塞;或伤肢(指)断面仅有肌腱相连,皮肤相连少于周径的 1/8,断肢(指)远侧部分无血循环或严重缺血。不完全断离应与开放性骨折合并血管损伤相区别。

二、急救处理

(一)抗休克

对合并症(如颅脑、胸部及腹部损伤)进行处理。暂时不能耐受手术者,断肢(指)应置于 0～4 ℃冰箱中冷藏,一般可保存 12 小时,手与手指可保存 24 小时。

(二)完全断离时

用无菌巾或干净布类包好离断肢体,并放入塑料袋内或用塑料布包裹,最好外置碎冰块行干燥冷藏。切勿直接放入冰块或生理盐水中使软组织遭受破坏。

(三)不完全断离时

患肢用夹板固定立即转运。

(四)断肢(指)近端伤口的处理

用无菌敷料或干净布类加压包扎,如有活动性出血点,可用血管钳钳夹出血点后结扎止血,但勿钳夹过多的血管。仍无效者则应用止血带。

(五)X 线检查

了解断肢(指)骨骼损伤情况,为治疗提供依据。

三、再植的指征

首先必须考虑患者的生命安全,如有休克或合并伤,应及时处理,术中密切观察病情,必要时停止再植手术进行抢救。断肢(指)再植应具备下列条件。

(1)断肢(指)应有一定程度的完整性,血管床无严重破坏。

(2)再植时限不太长,组织细胞尚未发生不可逆变性。一般在20 ℃气温下完全缺血 6～10 小时,则组织发生不可逆性改变。

(3)再植的断肢(指)能恢复一定的功能。

第六节　骨骺与骺板损伤的急救

骨骺与骺板损伤占儿童长骨骨折的 6%～15%,由于骨骺和骺板在 X 线上不显影,故儿童骨端损伤较重时,即使无明显 X 线征,亦应警惕存在骨骺损伤。骨骺和骺板因结构的力学强度较弱,如关节部位韧带和关节囊的机械强度比骺板大 2～5 倍,故易受损伤,在成人引起韧带损伤或关节脱位的情况,于儿童应考虑骺板损伤。

骨骺分离多见于年龄较大的儿童,骨骺和干骺未愈合之前它主要由间接牵拉暴力引起,最常见于桡骨下端、肱骨上端和肱骨下端。

由于它主要累及骺软骨的肥大层,一般预后较好。骨骺骨折多见于年龄较小的儿童,主要由挤压伤引起,易被忽略,或可发生纵行骨折,新生儿可因接生时用力过猛,或分娩中被产道挤压而导致。由于骺板损伤重,累及生发层而致软骨生长停止,以后可引起骨关节畸形。

一、损伤类型

根据骨折线与骺板的关系,一般分为 5 型(图 2-1)。

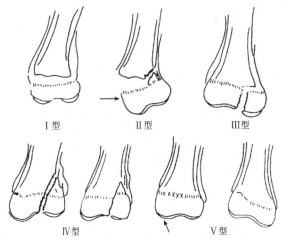

图 2-1　骨骺与骺板损伤分型

Ⅰ型:少见,骨折线完全通过骺板薄弱层,软骨生长滞留在骨骺一侧,多见于婴幼儿期或维生素 C 缺乏病、佝偻病等病理性骨骺分离。如累及骺板血运,则预后差。

Ⅱ型:最常见,骨折线通过骺板折向干骺端,分离的骨骺常带有 1 个三角形干骺端骨片。如累及骺板血运则预后较差。

Ⅲ型:骨折线从关节面经骨骺进入骺板,再沿骺板薄弱带延至骺板边缘,为关节内损伤,一般不影响发育。

Ⅳ型:骨折线从关节面开始,经骨骺、骺板全层延至干骺端,为关节内损伤,且不稳定,如无骨桥形成,一般不会引起发育障碍。

Ⅴ型:由严重挤压暴力所致,X 线片不能见到骨折线,诊断困难,因静止细胞层的软骨细胞损伤,故均发生骺板早期闭合,生长停止,预后不佳。

二、诊断

(1)骨骺与骺板损伤是儿童常见的创伤,因此,对儿童的骨端损伤应高度警惕,在儿童引起类似成人韧带损伤或关节脱位的病例,应考虑骨骺与骺板损伤。

(2)仔细辨别正常骨化中心和骨折片。为此,必须熟悉正常骨骺的继发骨化中心出现时间及愈合时间,尤其是肘部骨骺的发育情况。

(3)观察骨骺继发骨化中心与干骺端的相对关系,以及与关节上下相应骨端的关系,根据骨骺位置来确定某些无干骺端骨折的骺板损伤。

(4)观察干骺端的三角形骨片,如存在三角形骨片,即可诊断为骺板损伤,并进一步鉴别Ⅲ型或Ⅳ型。

(5)无明显影像学征象者,如损伤较重,应考虑骨骺损伤,并警惕Ⅴ型损伤的可能性。

三、治疗措施

治疗原则应根据损伤类型、时间、开放与否及移位程度来决定。

(1)Ⅰ型、Ⅱ型损伤手法整复外固定3周,Ⅲ型、Ⅳ型损伤以手法整复为主,恢复骺板对位和关节面平整,解剖复位甚为重要,如失败则手术切开复位。手法应轻柔,忌用暴力,于充分牵引后进行,避免骺板进一步损伤。移位轻者不必强求解剖复位。

(2)伤后超过10天者为陈旧性骨骺损伤,不宜再行手法复位,如系关节内骨骺损伤且移位明显时,必要时可切开复位内固定。

(3)手术切开时应尽量少剥离骨骺周围的软组织,以免损伤骨骺血运。勿用器械粗暴撬拨骺板断面。内固定器材一般通过干骺端,如需经过骺板,应垂直插入骺板,切勿横行穿过骺板进行固定。内固定物一般用克氏针,因创伤小,不用螺丝钉或金属丝,术后辅以外固定直至骨折愈合。

（4）骨骺与骺板损伤后畸形的治疗：进行性成角畸形待发育停止后行截骨矫形术。肢体单一骨短缩时，于下肢可行病肢延长术或健肢缩短术，如成对骨骼（尺桡、胫腓骨）中的一骨发生短缩，可延长短缩的骨或缩短较长的骨干。

四、预后

骺板损伤中有 25%～33% 可发生短缩和畸形，5%～10% 发生有临床意义的生长障碍。骺板损伤的预后与损伤类型、开放与否、伤时年龄、受伤部位、骨骺血供及治疗方法有关。

（1）Ⅰ型、Ⅱ型损伤如未伤及骨骺血供则预后良好，对骨骼生长的影响相对较少；Ⅲ型、Ⅳ型损伤若累及关节腔，要求良好复位，以免影响关节功能及生长，但对骨骼生长的影响明显；Ⅴ型损伤预后差，多遗有骨骼发育异常。

（2）开放性损伤易感染，骺板常因软骨溶解破坏而早期闭合，预后不良。

（3）伤时年龄越小则生长障碍越严重。膝关节、肱骨近端及桡骨近端骨骺及骺板损伤后生长障碍严重，影响亦较大。

（4）骨骺血供受破坏后可发生缺血坏死，随后发生退行性变而停止生长，股骨头、肱骨内、外髁、桡骨头骨骺发生骨骺分离时常导致上述改变，预后则较差。

（5）手法复位时用力过大可伤及骺板。手术器械撬拨骨骺亦可伤及骺板，内固定物横过骺板常致生长早期停止。

（6）后遗症包括：①进行性成角畸形，是部分骺板受伤后生长迟缓或停止所致，且可有短缩问题。②进行性短缩，系骺板受伤后所致，若发生于成对骨骼中的一骨，则可发生内翻或外翻畸形。

第三章

上 肢 损 伤

第一节　肩关节脱位

肩关节脱位好发于青壮年男性,在全身关节脱位中发病率最高,约占 50%,这与肩关节的解剖和生理特点有关。根据脱位方向不同可分为前脱位、后脱位、上脱位和下脱位,以前脱位最多见。

一、解剖要点

广义的肩关节是由盂肱关节、肩锁关节、胸锁关节、喙锁关节等多个关节组成。本节主要阐述狭义的肩关节脱位中的前脱位,即盂肱关节前脱位。盂肱关节由肱骨头和肩胛盂构成,是典型的球窝关节。肩胛盂关节面小而浅,面积仅占肱骨头面积的 1/4~1/3。关节囊和韧带松弛薄弱,故肩关节是人体运动范围最大而又最灵活的关节,它可做前屈、后伸、内收、外展、内旋、外旋及环转等运动,但同时也使肩关节成为全身最不稳定的大关节。肩盂关节面朝向前下外,在肩关节的上方、后方和前方分别有由冈上肌、冈下肌、小圆肌和肩胛下肌的肌腱共同构成一环形的腱板,与关节囊连着,称为肩袖,以增加关节的稳定性。而关节囊的前下侧相对薄弱,故肱盂关节前脱位最为常见,占 95% 以上。因此,本节仅介绍肩关节前脱位。

二、病因、病理与分类

肩关节前脱位常由间接暴力所致,包括传导暴力和杠杆暴力。

前者是指患者向前外侧倾斜摔倒时手掌或肘着地,肱骨干外展,肱骨头突向前下方关节囊,外力沿肱骨向上传至肱骨头,若外力足够大,肱骨头可突破前方关节囊,发生常见的喙突下脱位;如果暴力继续作用,肱骨头可被推至锁骨下,称为锁骨下脱位;极个别患者肱骨头可冲进胸腔,称为胸内脱位。后者是指当肩关节过度外展、外旋和后伸时,肱骨颈或肱骨大结节以肩峰作为支点,使肱骨头向盂下滑脱,发生肩胛盂下脱位,若继续滑至肩胛前部则形成喙突下脱位。

肩关节前脱位的病理变化主要为前关节囊的破裂损伤和肱骨头的移位。肩关节脱位还常合并肱骨大结节撕脱骨折和肩袖损伤,后者以冈上肌腱撕裂最为常见,如果撕裂向前、后方延伸,累及其他肌腱,将严重影响肩关节的稳定性,甚至造成复发性脱位。此外,如造成肩关节盂唇在前下盂肱韧带复合体附着处的撕脱性损伤,称为Bankart 损伤。肱骨头后上骨软骨的压缩性骨折称 Hill-Sachs损伤。

前脱位根据脱位的方向分为盂下脱位、喙突下脱位、锁骨下脱位及胸内脱位(图 3-1),其中喙突下脱位最常见,而胸内脱位极少见。根据发病的原因和发病的机制不同分为外伤性脱位、病理性脱位和复发性脱位。根据脱位延续的时间分为新鲜脱位和陈旧脱位(超过 3 周)。

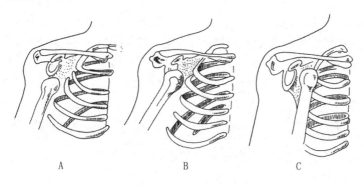

图 3-1 肩关节前脱位

A.盂下脱位;B.喙突下脱位;C.锁骨下脱位

三、临床表现与诊断

(一)一般表现

肩关节前脱位均有明显的上肢外展、外旋或后伸着地外伤史，主要表现为肩关节疼痛，周围软组织肿胀，关节功能障碍，健侧手扶持患肢前臂，头向患侧倾斜等。

(二)局部特异体征

1."方肩"畸形

因肱骨头向前方脱位，故从前方观察，患者肩部失去正常饱满圆钝的外形，肩峰特别突出，肩峰到肱骨外上髁的距离多增加，呈"方肩"畸形。

2.关节窝空虚

除方肩畸形外，触诊发现肩峰下空虚，可在腋窝、喙突或锁骨下触到脱位的肱骨头。

3.弹性固定

上臂保持固定在外展内旋及轻度前屈位，使肩关节丧失各种活动功能。

4.Dugas 征阳性

患肢肘部贴近胸壁，患手不能触及对侧肩部，或患手搭到对侧肩部，而患肘不能贴近胸壁。

(三)影像学检查

X 线检查可以确诊肩关节脱位，同时了解脱位的类型，明确是否合并骨折及检查复位后情况。CT 检查常能清楚显示盂肱关节脱位的方向、盂缘及骨软骨损伤。必要时行 MRI 检查，可进一步了解关节囊、韧带及肩袖损伤的情况。

四、治疗

治疗主要包括复位、固定和康复锻炼。

(一)复位

1.手法复位

无论脱位属于何种类型，均应首先进行手法复位、外固定。新鲜脱位由于损伤时间短,组织出血少,肿胀轻,手法复位容易且有效,应尽早进行。当感到肱骨头滑动和弹响,表明复位成功,查体可见关节盂空虚和方肩畸形的消失,Dugas 征阴性,然后复查 X 线片。常用的手法复位方法如下。

(1)Hippocrates 法(手牵足蹬法):患者仰卧位,医师站于患侧,足蹬于患侧腋窝(左侧脱位用左脚,右侧脱位用右脚),双手握住患肢腕部,上肢略外展,沿畸形方向缓慢持续牵引,逐渐增加牵引力量,先外展外旋上臂,再以足为杠杆支点,内收内旋上臂。

(2)Kocher 复位法(牵引回旋法):患者仰卧位,医师站于患侧,将患肢屈肘 90°,沿肱骨长轴持续牵引的同时外展、外旋,然后内收上臂,使其肘关节贴于胸前,再以肱骨干顶于前胸壁作为支点,内旋患肢。

(3)Stimson 法:患者俯卧于复位床上,患肢自然下垂于床旁,手腕处悬挂 2.3~4.5 kg 的重物,自然牵拉 10~15 分钟,肱骨头可自然复位。

2.切开复位

如麻醉充分,手法复位正确而仍不能完成复位者,可采用切开复位。尽量行有限切开手术,减少对肩袖的损伤并注意保留与肱骨头相连的肌腱和软组织,以防引起肱骨头缺血性坏死。

切开复位指征如下。①闭合复位不成功:如伴有肱骨大结节骨折,肱二头肌长头腱向外后移位或肌肉、骨膜等软组织嵌入关节影响复位。②怀疑有血管、神经、肌腱断裂需要探查或修复的患者。③合并肩部(肩胛盂)骨折移位。盂唇撕脱范围较大或严重的肩袖损伤影响复位或复位后关节不稳定患者。④合并肱骨大结节骨折,复位后大结节 X 线片显示未能复位。⑤陈旧性脱位伴有骨折,或手法复位失败,或脱位超过 2 个月以上者。⑥合并肱骨外科颈骨折,手法复位效果不佳者。

(二)固定

良好的固定和制动对于损伤的关节囊、韧带、肌腱、骨与软骨的修复具有重要的作用。具体方法为患肢屈肘 90°,三角巾悬吊于胸前,同时腋窝垫一个棉垫,用绷带将上肢与胸壁固定(图3-2)。40岁以下患者宜制动3周;超过40岁制动时间可相应缩短,早期实行功能锻炼,以避免肩关节僵硬。如合并大结节撕脱骨折可酌情延长1～2周。

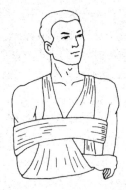

图3-2　肩关节脱位三角巾悬吊固定

(三)康复锻炼

固定期间须进行腕部和手部的活动。解除制动以后应循序渐进地进行肩关节的主动功能锻炼。尤其是老年患者固定时间短,活动时要避免再次损伤尚未完全修复的软组织,从而加重肩关节的活动障碍。

第二节　肩锁关节脱位

一、病因

肩锁关节脱位通常由暴力自上而下作用于肩峰所致。坠落物直接砸在肩顶部后,锁骨下移,由于第1肋骨阻止了锁骨的进一步下移,如果锁骨未骨折,则肩锁、喙锁韧带断裂,同时可伴有三角肌和斜方肌锁骨附着点的撕裂,肩峰、锁骨和喙突的骨折,肩锁纤维软骨盘的断裂和肩锁关节的关节软骨骨折。锁骨的移位程度取决于肩锁和喙锁韧带、肩锁关节囊及斜方肌和三角肌的损伤程度。

二、分型

Urist 根据关节面解剖形态和排列方向,把肩锁关节分为 3 种形态(图 3-3)。①Ⅰ型:冠状面关节间隙的排列方向自外上向内下,即锁骨端关节面斜形覆盖肩峰端关节面。②Ⅱ型:关节间隙呈垂直型排列,两个关节面相互平行。③Ⅲ型:关节间隙由内上向外下,即肩峰端关节面斜形覆盖锁骨端关节面。Ⅲ型的结构居于稳定型,Ⅰ型属于不稳定型。在水平面上,肩锁关节的轴线方向由前外指向后内。

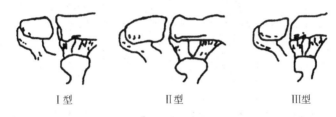

Ⅰ型　　　　　Ⅱ型　　　　　Ⅲ型

图 3-3　肩锁关节 3 种形态

三、分类

Rockwood 等将肩锁关节脱位分为Ⅰ～Ⅵ型(图 3-4)。

(一)Ⅰ型

Ⅰ型指肩锁关节的挫伤,并无韧带断裂和关节脱位,肩锁关节稳定,疼痛轻微,早期 X 线片阴性,后期可见锁骨远端骨膜的钙化。

(二)Ⅱ型

由更大的外力引起,肩锁韧带和关节囊破裂,但喙锁韧带完好,肩锁关节不稳定,尤其是在前后平面上不稳定。X 线片上可看到锁骨外侧端高于肩峰,但高出的程度小于锁骨的厚度,肩锁关节出现明显的疼痛和触痛,但必须拍摄应力下的 X 线片来确定关节不稳定的程度。

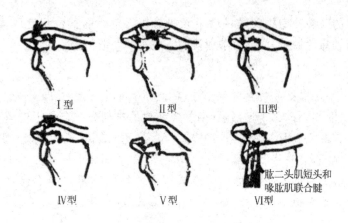

图 3-4　肩锁关节损伤分 6 型

（三）Ⅲ型

损伤肩锁韧带、喙锁韧带及锁骨远端三角肌附着点的撕裂。锁骨远端高于肩峰至少一个锁骨厚度的高度。

（四）Ⅳ型

损伤的结构与Ⅲ型损伤相同，但锁骨远端向后移位进入或穿过斜方肌。

（五）Ⅴ型

损伤三角肌与斜方肌在锁骨远端上的附着部均从锁骨上分离，肩锁关节的移位程度为100％～300％，同时在锁骨和肩峰之间出现明显的分离。

（六）Ⅵ型

损伤较少见，由过度外展使肩锁韧带和喙锁韧带撕裂所致，锁骨远端移位至喙突下、肱二头肌和喙肱肌联合腱后。

四、临床表现及诊断

查体有局部疼痛、肿胀及肩锁关节不稳定伴锁骨远端移位，X线片可以帮助评价损伤的程度。患者直立，摄双侧肩锁关节的前后位平片，然后进行两侧比较。必要时可在患者腕部悬挂4.5～6.8 kg的重物，可以观察到肩锁关节的不稳定，重物最好系在患者腕部，避免让患者用手握,以使上肢肌肉能够完全放松。

五、治疗

(一)非手术治疗

Ⅰ型损伤通常采用吊带制动,配合局部冰敷、止痛药物治疗。Ⅱ型损伤的治疗方法与Ⅰ型相似,如果锁骨远端移位的距离不超过锁骨厚度的 1/2,可应用绑扎、夹板或吊带制动 2～3 周,但必须在 6 周以后才能恢复举重物或参加体育运动。

(二)手术治疗

对于Ⅲ、Ⅳ、Ⅴ、Ⅵ型损伤应行手术治疗,手术方法有许多种,可以分为 5 个主要类型:①肩锁关节复位和固定。②肩锁关节复位、喙锁韧带修复和喙锁关节固定。③前两种类型的联合应用。④锁骨远端切除。⑤肌肉转移。常用的手术方法如下所述。

1.喙锁韧带缝合、肩锁关节克氏针内固定术(改良 Phemister 法)

通过肩部前内侧的 Thompson 和 Henry 入路,显露肩锁关节、锁骨外侧端及喙突。探查肩锁关节,去除关节盘或其他妨碍复位的结构,然后褥式缝合肩锁韧带,暂不要打结,接着逆行穿出克氏针,整复脱位的肩锁关节后顺行穿入,使其进入锁骨 2.5～4.0 cm。通过前后位和侧位(腋部)X 线片检查克氏针的位置和复位的情况。如二者均满意,于肩峰外侧边缘将克氏针折弯 90°并剪断,保留0.6 cm的钩状末端以防止其向内侧移位,旋转克氏针,将末端埋于肩峰下软组织内,修复肩锁关节囊和韧带,并将预先缝合喙锁韧带的线收紧打结,修复斜方肌和三角肌止点的损伤。术后处理用肩胸悬吊绷带保护,术后 2 周去除绷带并拆线,开始主动活动,8 周在局麻下拔除克氏针。克氏针的折断和移位是常见的并发症。

2.喙锁关节的缝线固定术

做一个弧形切口显露肩锁关节、锁骨的远端和喙突,显露肩锁关节,彻底清除关节盘或其他碎屑,褥式缝合断裂的喙锁韧带,暂不打结。用直径约为 0.7 cm 的钻头在喙突上方的锁骨上前后位钻两个孔,在喙突基底的下方穿过 1 根不吸收缝线,并向上穿过锁骨的两个孔,复位肩锁关节,打紧缝线,这样缝线就可不绕住整个锁骨,以避免缝线割断锁骨。如果仍有前后向不稳定,可按 Phemister 法用 1 枚克氏针固定肩锁关节,最后收紧打结喙锁韧带的缝线,修复肩锁关节囊,缝合撕裂的三角肌和斜方肌。术后处理同改良 Phemister 法。

3.喙锁关节螺钉内固定及喙锁韧带缝合术(改良 Bosworth 法)

通过前内侧弧形切口显露肩锁关节和锁骨末端,向远外侧牵开三角肌以暴露喙突尖和喙锁韧带(图 3-5)。同 Phemister 法一样,检查肩锁关节,去除关节盘或其他妨碍复位的结构,缝合喙锁韧带,暂不要打结,用直径为 4.8 mm 的钻头在锁骨上垂直钻一个孔,此孔在锁骨复位后应同喙突基底在同一直线上。复位锁骨,用另外一个直径为 3.6 mm 的钻头通过先前在锁骨上钻好的孔在喙突上再钻一个孔,选择一个合适长度的 Bosworth 螺钉穿过两孔,拧紧螺钉使锁骨上表面与肩峰上表面平齐,收紧打结喙锁韧带缝线,修复撕裂的斜方肌和三角肌止点。术后用悬吊带制动,1 周后去除悬吊,开始轻微的主动功能锻炼,2 周拆线,术后 6~8 周取出螺钉,10 周内避免超过 90°的外展运动和举重物。

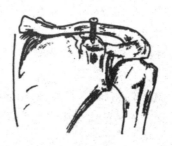

图 3-5　改良 Bosworth 法

4.锁骨远端切除术

通过前方弧形切口显露肩锁关节、锁骨外侧端及喙突,沿锁骨长轴切开关节囊和肩锁上韧带,骨膜下剥离显露锁骨,然后修复关节囊和韧带,用咬骨剪或摆动锯在骨膜下自下外方斜向内上方截除 1 cm 长的锁骨外侧端,挫平上缘残端。褥式缝合损伤的喙锁韧带,暂不打结,交叉穿入 2 枚克氏针,将锁骨外侧端维持在正常位置。术后悬吊制动 1 周,进行轻微的主动环绕运动,2 周拆线,增加活动量,4 周内避免抬举重物,8 周内避免体育活动。

5.喙肩韧带移位加强肩锁关节术

通过前内侧弧形切口显露肩锁关节、锁骨外侧端及喙突,切断喙肩韧带在喙突前外侧缘的起点,向下推压锁骨外侧段,复位肩锁关节,用克氏针 1～2 枚,贯穿固定肩锁关节,将喙肩韧带向前上翻转,固定缝合于锁骨外侧端前方,修复肩锁韧带和喙锁韧带。术后处理同 Stewart 法。

6.喙肩韧带移位重建喙锁韧带术

同 Neviaser 法显露肩锁关节、锁骨外侧端及喙突,切断喙肩韧带在肩峰前内侧缘的起点(图 3-6)。在锁骨外侧端相当于喙突尖的上方行锁骨切骨术,切骨线由内下向外上倾斜,切除锁骨外侧端约 2 cm。在切骨端近侧 1 cm 处,于锁骨前壁钻两个骨孔,以细钢丝或粗丝线在喙肩韧带的肩峰端做褥式缝合,两线端分别经髓腔,从锁骨的骨孔引出。下压锁骨,恢复正常喙锁间距,抽紧缝线,结扎固定,使喙肩韧带移入锁骨断端的髓腔内。

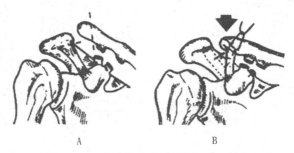

图 3-6 Weaver 法喙肩韧带移位重建喙锁韧带术

A.切除锁骨外侧端,切断喙肩韧带;B.喙肩韧带移入锁骨断端的髓腔内

术后用 Velpeau 绷带固定患肩 4 周,之后改用三角巾悬吊 4 周,术后 8 周去除悬吊,进行康复训练。

7.Dewar 手术

显露肩峰、肩锁关节及锁骨外侧端,自肩峰和锁骨外侧端前方切断三角肌附着点,行骨膜下剥离,显露肩锁关节。切除破碎的肩锁关节囊,软骨盘,显露锁骨外侧端并切除 1.0 cm。切开喙突上方的锁骨前方骨膜,将锁骨前面 1.5～2.0 cm 的皮质骨制成粗糙面,于骨粗糙面中央由前向后钻孔备用。切开胸肌筋膜,显露喙突及其下方的肱二头肌短头、喙肱肌和胸小肌。在肱二头肌短头、喙肱肌和胸小肌之间做由下而上的逆行分离,至喙突前、中 1/3 交界处,环形切开骨膜,在喙突角部由前向后钻备用。以骨刀在喙突前、中 1/3 处截骨,使喙突骨块连同肱二头肌短头腱和喙肱肌一起向下翻转,以 1 枚适当长度的加压螺钉贯穿固定喙突骨块于锁骨前方原钻孔部位。将三角肌前部重新缝合。

术后三角巾悬吊患臂 3 周,3 周后练习上举及外展活动,6～8 周后即可负重功能训练。

8.锁骨钩钢板内固定、喙锁韧带缝合术

近年我们采用锁骨钩钢板内固定,喙锁、肩锁韧带缝合治疗肩锁关节脱位(图 3-7)取得满意疗效。该方法固定牢靠,并可早期行肩关节功能锻炼,又无克氏针内固定断裂后游走的危险。

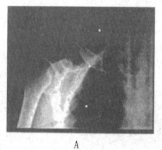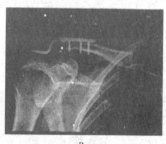

A   B

图 3-7   肩锁关节脱位锁骨钩钢板内固定、喙锁韧带缝合术

A.术前 X 线片;B.术后 X 线片

9.关节镜下微创治疗肩锁关节脱位

随着关节镜技术的发展,微创理念不断的推广,传统的切开复位手术已经逐渐地被小切口微创手术和关节镜手术所取代,关节镜下手术治疗肩锁关节脱位被越来越多的临床医师和患者所接受,并

取得了较好的疗效。

(1)关节镜下螺钉固定肩锁关节:采用这种手术方法的优点是,关节镜下直视喙突下面的结构,有助于选择合适长度的空心钉,并将空心钉置于合适的位置。螺钉固定可以防止锁骨脱位,并防止肩锁关节复位不良。还有助于检查肩关节和肩峰下间隙的损伤。

(2)关节镜下喙肩韧带转位重建喙锁韧带:喙肩韧带可以防止肱骨头向上方移位,以及保持前后向的稳定性。因此,对于巨大肩袖损伤的患者不适于此类手术。使用喙肩韧带转位重建喙锁韧带不仅使肩锁关节得到重建,而且喙肩韧带为新生的细胞和胶原纤维提供了支撑结构。此外,这种术式还保留了胸肩峰动脉的肩峰支,有利于组织愈合。术中没有破坏肩锁关节周围的稳定结构,患者术后可早期活动患肢。

(3)关节镜下纽扣钢板重建喙锁韧带:采用 ENDOBUTTON(纽扣钢板)重建喙锁韧带,无须再次手术拆除内固定钢板,带襻纽扣钢板生物力学强度大,能够满足生物力学需求,术后对肩关节外展和上举活动影响小,有利于早期功能锻炼,可减少肩锁关节炎和肩关节粘连的发生。

第三节　肘关节脱位

肘关节脱位是肘部最常见的损伤,在全身各大关节脱位中占1/2左右,居第1位,多发生于青少年,儿童和老年人少见,多为间接暴力所致。按脱位的方向,可分为前脱位、后脱位两种,后脱位最为常见,前脱位甚少见。

一、创伤机制

肘关节由肱桡关节、肱尺关节和上尺桡关节所组成。这 3 个关节共包在一个关节囊内,有一个共同的关节腔。肘关节从整体上来说,以肱尺部为主,与肱桡部、上尺桡部协调运动,使肘关节做屈伸动作。构成肘关节的肱骨下端呈内外宽厚,前后扁薄状,其两侧的纤维层则增厚而形成桡侧副韧带和尺侧副韧带,关节囊的前后壁薄弱而松弛。由于尺骨冠状突较鹰嘴突低,所以对抗尺骨向后移位的能力较对抗前移位的能力差,常易导致肘关节向后脱位。

肘关节脱位主要由间接暴力所造成,由于暴力的传导和杠杆的作用而产生不同的脱位形式。患者跌倒时,肘关节伸直前臂旋后位手掌触地,外力沿尺骨纵轴上传,使肘关节过度后伸,以致鹰嘴尖端急骤撞击肱骨下端的鹰嘴窝,在肱尺关节处形成杠杆作用,使止于喙突上的肱前肌及肘关节囊的前壁被撕裂,肱骨下端前移位,尺骨喙突和桡骨头同时滑向肘后方形成肘关节后脱位。由于环状韧带和骨间膜将尺桡骨比较牢靠地夹缚在一起,所以脱位时尺桡骨多同时向背侧移位。由于暴力作用不同,尺骨鹰嘴和桡骨头除向后移位外,有时还可以向桡侧或尺侧移位,形成肘关节侧方移位。向桡侧移位又可称为肘外侧脱位,向尺侧移位称为肘关节内侧脱位。

若屈肘位跌倒,肘尖触地,暴力由后向前,可将尺骨鹰嘴推移至肱骨的前方,成为肘关节前脱位,多并发鹰嘴骨折,偶尔可出现肘关节分离脱位,因肱骨下端脱位后插入尺桡骨中间,使尺桡骨分离。脱位时肘窝部和肱三头肌腱被剥离,骨膜、韧带、关节囊被撕裂,以致在肘窝形成血肿,该血肿容易发生骨化,成为整复的最大障碍,或影响复位后肘关节的活动功能。另外,肘关节脱位可合并肱骨内上髁骨折,有的还夹入关节内而影响复位,若忽视将会造成不良的后果。移位严重的肘关节脱位,可能损伤血管与神经,应予以注意。

二、诊断

(一)肘关节后脱位

肘关节肿胀、疼痛、压痛。肘关节呈靴样畸形,尺骨鹰嘴向后突出,肘后关系失常,鹰嘴上方凹陷或有空虚感。肘窝可能触及扁圆形光滑的肱骨下端,肘关节后外侧可触及脱出的桡骨小头。肘关节呈屈曲位弹性固定,肘关节功能障碍。

X线正位见尺桡骨近端与肱骨远端相重叠,侧位见尺桡骨近端脱出于肱骨远端后侧,有时可见喙突骨折。

(二)肘关节前脱位

肘关节肿胀、疼痛,肘后部空虚,肘后三点关系失常,前臂较健侧变长,肘前可触及尺骨鹰嘴,前臂有不同程度的旋前或旋后。

X线侧位可见尺骨鹰嘴突出于肘前方,或合并尺骨鹰嘴骨折,尺桡骨上段向肘前方移位。

(三)肘关节侧方脱位

肘关节内侧或外侧副韧带、关节囊和软组织损伤严重,肘部内外径增宽。内侧脱位时肱骨外髁明显突出,尺骨鹰嘴和桡骨小头向内侧移位;外侧脱位时,前臂呈旋前位,肱骨内髁明显突出,尺骨鹰嘴位于外髁外方,桡骨头突出。肘部呈严重的内翻或外翻畸形。X线可见外侧脱位尺骨半月切迹与外髁相接触,桡骨头移向肱骨头外侧,桡骨纵轴移向前方,前臂处于旋前位。内侧脱位时,尺骨鹰嘴、桡骨小头位于肱骨内髁内侧。

三、治疗

新鲜肘关节脱位一般采用手法复位,固定3周后去除外固定做功能锻炼。合并神经、血管损伤者早期应密切观察,必要时行手术探查。对于陈旧性肘关节脱位,经手法整复失败者,可采用切开复位术。

(一)手法复位外固定

1.新鲜肘关节脱位

(1)肘关节后脱位:助手用双手握患肢上臂,术者用一手握住患肢腕部,另一手握持肘关节,在对抗牵引的同时,握持肘关节前方的拇指,扣住肱骨下端,向后上方用力推按,置于肘后鹰嘴部位的其余手指,向前下方用力端托,在持续加大牵引力量后,当听到或触诊到关节复位弹响感觉时,使肘关节逐渐屈曲90°～135°,复位即告成功。肘关节恢复无阻力的被动屈伸活动,其后用三角巾悬吊前臂或长臂石膏托在功能位制动2～3周。

（2）肘关节前脱位：应遵循从哪个方向脱出，还从哪个方向复回的原则。如鹰嘴是从内向前脱位，复位时由前向内复位。术者一手握住肘部，另一手握住腕部，稍加牵引，保持患肢前臂旋内同时在前臂上段向后加压，听到复位的响声，即为复位。再将肘关节被动活动 2～3 次，无障碍时，将肘关节屈曲 135°用小夹板或石膏固定 3 周。合并有鹰嘴骨折的肘关节脱位，复位时前臂不需牵引，只需将尺桡骨上段向后加压，即可复位。复位后不做肘关节屈伸活动试验，以免导致骨折再移位，将肘关节保持伸直位或过伸位，此时尺骨鹰嘴近端向远端挤压，放上加压垫，用小夹板或石膏托固定 4 周。

（3）肘关节侧方脱位：术者双手握住肘关节，以双手拇指和其他手指使肱骨下端和尺桡骨近端向对方向移动即可使其复位。伸肘位固定 3 周后进行功能锻炼。

2.陈旧性肘关节脱位

复位前，应先拍 X 线片排除骨折、骨化性肌炎，明确脱位类型、程度、方向及骨质疏松等情况。行尺骨鹰嘴骨牵引，重量 6～8 kg，时间约 1 周。肘部、上臂行推拿按摩，并中药熏洗，使粘连、挛缩得到松解。在臂丛麻醉下，解除骨牵引，进行上臂、肘部按摩活动，慢慢行肘关节屈伸摇摆、内外旋转活动，范围由小到大，力量由轻到重，然后在助手上下分别牵引下，重复以上按摩舒筋手法，这样互相交替，直到肘关节周围的纤维粘连和瘢痕组织，以及肱二、三头肌得到充分松解，伸展延长，方可进行整复。患者取坐位或卧位，上臂和腕部分别由两名助手握持，做缓慢强力对抗牵引，术者两手拇指顶压尺骨鹰嘴突，余手指环握肱骨下端，肘关节稍过伸，当尺骨鹰嘴和桡骨头牵引至肱骨滑车和外髁下时，缓缓屈曲肘关节，若能屈肘 90°以上，即为复位成功。此时鹰嘴后突畸形消失，肘后三角关系正常，肘关节外形恢复。复位成功后，将肘关节在 90°～135°范围内反复屈伸 3～5 次，以便解除软组织卡压于关节间隙中，再按摩上臂、前臂肌肉，旋转前臂及屈伸腕、掌、指关节，以理顺筋骨，行气活血。然后将肘关节屈曲 90°位以上，用石膏托或绷带固定 2 周，去除固定后，改用三角巾悬吊 1 周。

(二)切开复位外固定

对于陈旧性肘关节脱位手法复位不成功者及骨化性肌炎明显者,可采用切开复位及关节切除术,术后肘关节功能改善比较满意。手术一般取肘正中切口,分离出尺神经加以保护,将肱三头肌肌腱做舌状切开并翻向远端,行骨膜下剥离松解肱骨下端,清除关节内瘢痕组织,进行复位。如不稳定可用克氏针将鹰嘴与肱骨髁固定,放置引流条,固定 3 周后进行肘关节功能锻炼。若脱位时间较长,关节软骨已变性剥脱,已不能行切开复位术。取肘后方切口,将肱骨远端由内外上髁水平切除或保留两上髁而将其间的滑车和外髁的内侧部切除,呈鱼尾状,适当修正尺骨鹰嘴使其形状与肱骨下端相对应并切除桡骨头。彻底止血,将肘关节屈曲 $90°\sim100°$ 位,于内外髁上缘打入 2 枚克氏针,术后石膏托固定,2 周后拔除克氏针,4 周后进行功能锻炼。

(三)药物治疗

早期多为瘀血阻络,治以活血祛瘀、消肿止痛。中期为气血留滞,治以行气活血,舒筋通络。后期为肝肾不足,治以补益肝肾,壮骨强筋。外敷用活血散或消瘀散等,每隔 $1\sim3$ 天换药一次,肿胀消退后改用外洗药方,至功能恢复。

第四节 桡骨头半脱位

桡骨头半脱位也叫牵拉肘,是发生在小儿外伤中最为常见的损伤之一。常见发病年龄为 $1\sim4$ 岁,其中 $2\sim3$ 岁最为多见。也可偶见于学龄前儿童,甚至小学生。

一、病因病机

常由于大人牵着患儿走路,上台阶时在跌倒瞬间猛然拉住患儿手致伤;或从床上拉起患儿,拉胳膊伸袖穿衣;或抓住患儿双手转圈玩耍等原因,患儿肘关节处于伸直,前臂旋前位突然受到牵拉而致。

目前,有关本病的发病机制仍未得到明确的统一认识,过去认为小儿桡骨头发育不完全,桡骨头的周径比桡骨颈部的周径小,环状韧带松弛,不能牢固保持桡骨头的位置,当受到牵拉时,桡骨头自环状韧带下滑脱,致使环状韧带嵌在肱桡关节间。但近年来有些学者通过尸检发现婴幼儿桡骨头的周径反而比桡骨颈的周径大,而且桡骨头也并非圆形而是椭圆形,矢状面直径比冠状面大,当伸肘、前臂旋前位牵拉肘关节时,环状韧带远侧缘附着在桡骨颈骨膜处发生横断撕裂,此时桡骨头直径短的部分转到前后位,所以桡骨头便自环状韧带的撕裂处脱出,致使环状韧带嵌在肱桡关节间(图 3-8)。因环状韧带滑脱不超过桡骨头的一半,故一般很容易复位。总之,有关本病的发病机制尚需进一步探讨和研究。

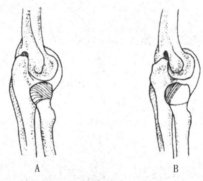

A   B

图 3-8　牵拉肘的创伤解剖

A.环状韧带正常解剖关系;B.肘受到牵拉后,环状韧带远端附着

处撕裂,桡骨头部分脱出,环状韧带剥离部滑进肱桡关系

二、临床表现与诊断

患儿受牵拉伤后,疼痛哭闹,拒绝使用患肢,前臂常处于旋前,肘关节半屈曲位。上肢不敢上举,肘不敢屈曲。桡骨头部位可有压痛,但无明显红肿。肘关节屈伸稍受限,但前臂旋后明显受限。X 线片表现正常。结合有牵拉外伤史而不是跌打摔伤即可考虑为

本病。有时在临床检查及拍片过程中,不知不觉已经复位。

三、治疗

(一)非手术治疗

1.复位

以右侧为例,术者右手握住患儿前臂及腕部,左手拇指放于桡骨头外侧,先轻轻牵引,然后将前臂旋后屈肘,当桡骨头复位时可感觉到弹响,此时疼痛立即消除,患儿即刻停止哭闹,并能屈肘上举,开始使用患肢拿东西。若不能复位,术者左手握住患儿肘部,拇指放于桡骨头内侧,先轻轻牵引,然后右手将前臂旋前,同时左手拇指向外侧推压桡骨头即可复位。有时桡骨头脱位时间长、复位后需经过一段时间之后症状才能消除。

2.固定

复位后无须特殊外固定,简单用三角巾悬吊患肢于屈肘功能位1周即可。另外应嘱咐家长避免再牵拉伤患肢。若反复多次发生脱位时,复位后患肢应适当用石膏托制动2周左右。

3.练功方法

固定期间无须特殊锻炼,去除固定后应避免再次牵拉伤患肢。

4.药物治疗

无须药物治疗。

(二)手术治疗

无特殊情况,闭合手法复位均能获得成功而不需行手术治疗。但对年龄较大的患儿用手法复位失败,需行手术切开复位并修复环状韧带。

四、并发症

本病复位后,除未予制动而且多次受到牵拉易导致习惯性桡骨头半脱位外,一般无其他并发症发生。

第五节　锁骨骨折

锁骨骨折是临床常见的骨折之一,占全身骨折的 6% 左右,各种年龄均可发生,但青壮年及儿童多见。发病部位以中 1/3 处最多见。

一、病因、病机

(一)间接暴力

间接暴力是引起锁骨骨折最常见的暴力,如跌倒时,手掌、肘部或肩部触地,传导暴力冲击锁骨发生骨折,多为横断形或斜形骨折。骨折内侧因胸锁乳突肌的牵拉作用向后上移位,外侧因上肢的重力作用和胸大肌的牵拉作用向前下方移位图(图 3-9)。

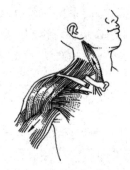

图 3-9　锁骨骨折移位

(二)直接暴力

暴力从前方或上方作用于锁骨,可发生锁骨的横断骨折或粉碎性骨折,幼儿多为横断或青枝骨折。骨折移位严重时可伤及锁骨下方的臂丛神经,锁骨下动、静脉。

二、临床表现

锁骨全长均位于皮下,骨折后局部有肿胀和压痛,触诊可摸到移位的骨折端,可闻及骨擦音和触到异常活动,患肩下沉,并向前、内倾斜。患者常用健侧手掌托起患肢肘部,以减轻因上肢的重量牵引所引起的疼痛;同时头部向患侧偏斜,使胸锁乳突肌松弛而减轻疼痛。患肢活动功能障碍。幼儿因不能自述疼痛部位,畸形可不甚明显。但若不愿活动上肢,且于穿衣伸手入袖或上提患肢有啼哭等症状时,应仔细检查是否有锁骨骨折。锁骨骨折刺破皮肤或损伤臂丛神经及锁骨下血管者也较为常见,且多为青枝骨折。

三、诊断与鉴别诊断

锁骨骨折的患者通过外伤史,临床的症状、体征及 X 线检查诊断并不困难。锁骨外侧 1/3 骨折需与肩锁关节脱位相鉴别。骨折患者一般疼痛、肿胀更加明显,有骨折的特有症状、骨擦音和异常活动等。X 线片可以明确诊断。

四、治疗

(一)儿童青枝骨折及成人无明显移位的骨折

可用三角巾或颈腕吊带悬吊 2～3 周即可痊愈。

(二)锁骨有移位骨折复位法

骨折端局部血肿内麻醉。患者坐在橙子上,两手叉腰挺胸。首先进行牵引。

(1)一助手立于患者背后,用两手反握两肩前下腋侧,两侧向外后上扳提,同时用一个膝部顶住患者背部胸椎棘突,使骨折远侧端在挺胸的作用及助手两手向后上扳提的作用下,使两骨折端被牵引拉开,两骨折端的轴线在一个直线上,多数可自行复位(图 3-10)。

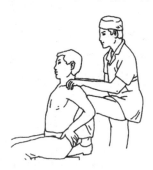

图 3-10 锁骨骨折手法复位

（2）上述的牵引方法，向后上扳提的作用力较大，而向外的牵引力则较弱，常因远侧骨折端向外的牵引力不够，影响手法复位。因此，另一助手一手推顶伤侧胸壁，另一手向外牵拉伤肢上臂，协助第一助手缓缓将远侧骨折牵开，再行手法复位。

（3）手法复位，在助手牵引的情况下，术者立于患者面前，用两拇指及示指摸清并捏住两骨折端向前牵拉，即可使骨折复位。或用两拇指摸清两骨折端，并以一拇指及示指捏住近侧骨折端向前下侧牵拉，同时另一手拇指及示指捏住远侧骨折端向后上方推顶，也可使骨折端复位（图 3-11）。

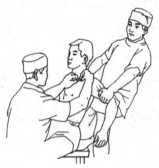

图 3-11　锁骨骨折手法复位

手法复位后，将向外的牵引力稍放松一些，使对位的两骨折端互相嵌紧，然后进行外固定。

（三）外固定方法

1.“8”字形绷带固定

将棉垫或纸压垫放置于两骨折端的两侧，并用胶布固定；两侧腋窝放置棉垫，用绷带行“8”字形缠绕固定，绷带经患侧肩部腋下，绕过肩前上方，横过背部至对侧腋下，再绕过对侧肩前上方，经背部至患侧腋下，包绕 8～12 层，缠绕绷带时应使绷带的两侧腋部松紧合适，以免引起血管或神经受压（图 3-12）。

2.双圈固定

用绷带缠绕棉花制作好大小合适的绷带圈两只，于手法复位前套于两侧腋部，待骨折复位后，用棉垫或纸垫将两骨折端上下方垫压合适,并用胶布固定。从患者背侧拉紧此两布圈,在其上下各用一布带扎牢,维持两肩向外、向上后伸;另用一布带将两绷带圈于胸前侧扎牢,以免双圈滑脱(图 3-13)。

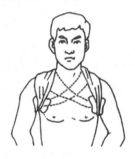

图 3-12　锁骨骨折"8"字绷带固定法

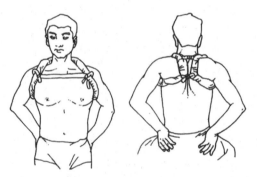

图 3-13　锁骨骨折双圈固定法

用以上两种固定方法固定后,如出现手及前臂麻木感或桡动脉搏动摸不清,表示固定过紧,有压迫血管或神经的情况,应立即给予固定适当放松,直至症状完全解除为止。

(四)手术治疗

手法治疗难获满意疗效者或多发性骨折等情况,可行手术治疗。

第六节　肱骨近端骨折

一、解剖特点

肱骨近端包括肱骨头、小结节、大结节及外科颈。肱骨头关节面呈半圆形,朝向上、内、后方。在肱骨头关节面边缘与大小结节上方连线之间为解剖颈,骨折少见,但骨折后对肱骨头血运破坏明显,极易发生坏死;大、小结节下方的外科颈,相当于圆形的骨干与两结节交接处,此处骨皮质突然变薄,骨折好发于此处。大结节位于肱骨近端外上后方,为冈上肌、冈下肌和小圆肌提供止点,向下移行为大结节嵴,有胸大肌附着。小结节居前,相当于肱骨头的中心,有肩胛下肌附着,向下移行为小结节嵴,有背阔肌及大圆肌附着。结节间沟内有肱二头肌长头腱经过(图 3-14、图 3-15)。

二、损伤机制

肱骨近端骨折多为间接暴力所致。对于老年患者,与骨质疏松有一定关系,轻或中度暴力即可造成骨折。常见于在站立位摔伤,即患肢外展时身体向患侧摔倒,患肢远端着地,暴力向上传导,导致肱骨近端骨折。对于年轻患者,其受伤暴力较大,多为直接暴力。

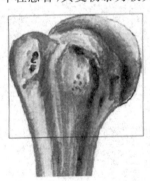

图 3-14　肱骨近端

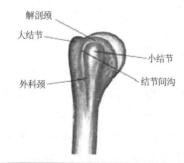

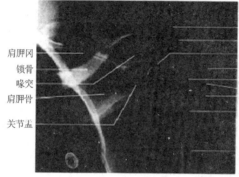

图 3-15 肱骨近端解剖特点

大结节骨折时,在冈上肌、冈下肌和小圆肌的牵拉下向后上方移位;小结节骨折时,在肩胛下肌的牵拉下向内侧移位。外科颈骨折时三角肌牵拉使骨折端短缩移位,胸大肌使远折端向内侧移位。

三、骨折分类

(一)骨折分类法的发展

肱骨近端骨折的分类不但能充分区别和体现肱骨近端骨折的特点,并能对临床治疗有指导意义。1986 年,Koher 根据骨折线的位置进行了骨折的解剖分类,分为解剖颈、结节部和外科颈,但没有考虑骨折的移位,对临床治疗的意义不大。Watson-Jones 根据受伤机制将肱骨近端骨折分为内收型和外展型,有向前成角的肱骨近端骨折,肩内旋时表现为外展型,而肩外旋时表现为内收型损伤。所以临床诊断有时会引起混乱。1934 年,Codman 描述了肱骨近端的

4个解剖部分,即以骺线为基础,将肱骨近端分为肱骨头、大结节、小结节和干骺端4个部分。1970年Neer发展Codman理念,基于肱骨近端的4个解剖部分,将骨折分为一、二、三、四部分骨折。4个解剖部分之间,如骨折块分离超过1 cm或两骨折块成角>45°,均称为移位骨折。如果两部分之间发生移位,即称为二部分骨折;3个部分之间或4个部分之间发生骨折移位,分别称为三部分或四部分骨折(图3-16)。任何达不到此标准的骨折,即使粉碎性骨折也被称为一部分骨折。Neer分类法对临床骨折有指导意义,所以至今广为使用。肱骨近端骨折除Neer分类法外,AO分类法在临床应用也较多。

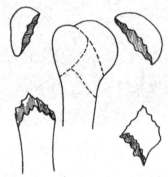

图3-16　肱骨近端4个解剖结构

(二)Neer分类

Neer(1970)在Codman的四部分骨块分类基础上提出的Neer分类(图3-17)包括因不同创伤机制引起的骨折的解剖位置、移位程度、不同骨折类型的肱骨血运的影响及因为不同肌肉的牵拉而造成的骨折的移位方向,对临床治疗方法的选择提供可靠的参考。

Neer分类法骨折移位的标准为:相邻骨折块彼此移位>1 cm或成角>45°。

1.一部分骨折(包括无移位和轻度移位骨折)

轻度移位骨折是指未达到骨折分类标准的骨折,无移位和轻度移位骨折占肱骨近端骨折的85%左右,又常见于60岁以上老年人。

骨折块因有软组织相连,骨折稳定,常采用非手术治疗,前臂三角巾悬吊或石膏托悬吊治疗即可。

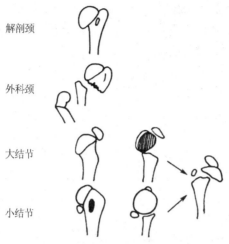

图 3-17　肱骨近端骨折 Neer 分型

2.二部分骨折

二部分骨折指肱骨近端四部分中,某一部分移位,临床常见外科颈骨折和大结节撕脱骨折,为二部分骨折。小结节撕脱或单纯解剖颈骨折少见。

(1)大结节骨折:多种暴力可引起大结节骨折,如肩猛烈外展、直接暴力和肩关节脱位等。骨折后,主要由于冈上肌的牵拉可出现大结节向上、向后移位,骨折后往往合并肩袖肌腱或肩袖间隙的纵向撕裂。大结节撕脱骨折可以被认为是特殊类型的肩袖撕裂。

(2)外科颈骨折:发生于肱骨干骺端、大结节与小结节基底部。多见,占肩部骨折的 11%,外科颈骨折由于远端胸大肌和近端肩袖牵拉而向前成角。临床根据移位情况而分为内收型和外展型骨折。

(3)解剖颈骨折:单纯解剖颈骨折临床少见,此种骨折由于肱骨头血运破坏,造成骨折愈合困难、肱骨头坏死率高的特点。

(4)小结节骨折:单纯小结节骨折少见,多数与外科颈骨折同时发生。

3.三部分骨折

3 个主要结构骨折和移位,常见为外科颈骨折合并大结节骨折并移位,肱骨头可因肩胛下肌的牵引而有内旋移位。CT 扫描及三维成像时可清楚显示。三部分骨折时,肱骨头仍保留较好的血运供给,故主张切开复位内固定。

4.四部分骨折

4 个解剖部位均有骨折和移位,是肱骨近端骨折中最严重的一种,约占肱骨近端骨折的 3%,软组织损伤严重,肱骨头的解剖颈骨折使肱骨头血供系统破坏,肱骨头坏死率高。若行内固定手术,应尽可能保留附着的软组织结构。四部分骨折因内固定手术后并发症多,功能恢复缓慢,对 60 岁以上老年人,人工肱骨头置换是手术适应证。

5.骨折脱位

在严重暴力时,肱骨近端骨折可合并肱骨头的脱位,脱位方向依暴力性质和方向而定,可出现前后上下甚至胸腔内的脱位,临床二部分骨折合并脱位常见,如大结节骨折并脱位。

6.肱骨头劈裂骨折

严重暴力时,除引起肱骨近端骨折、移位和肱骨头脱位外,还可造成肱骨头骨折或肩盂关节面的塌陷。肱骨头关节面塌陷骨折如达到或超过关节面的 40%,应考虑人工肱骨头置换;肱骨头劈裂伴肩盂关节面塌陷时,应考虑盂肱关节置换术。

(三)AO 分类法

A 型骨折是关节外的一处骨折。肱骨头血循环正常,因此不会发生头缺血坏死。B 型骨折是更为严重的关节外骨折。骨折发生在两处,波及肱骨上端的 3 个部分。一部分骨折线可延到关节内。肱骨头血循环部分受到影响,有一定的肱骨头缺血坏死发生率。B2 型骨折是干骺端骨折无嵌插,骨折不稳定,难以复位,常需手术复位内固定。C 型骨折是关节内骨折,波及肱骨解剖颈,肱骨头血液供应常受损伤,易造成肱骨头缺血坏死。

AO 分类较复杂,临床使用显得烦琐,但分类法包括了骨折的位置和移位的方向,还注重了骨折块的形态结构,同时各亚型间有相互比较和参照,对临床治疗更有指导意义。而 Neer 分类法容易操作,但同一类型骨折中缺少进一步的分类。对同一骨折不同的影像照片,不同医师的诊断会有不同的结果。

四、临床表现及诊断

肩部的直接暴力和肱骨的传导暴力均可造成肱骨近端骨折,骨折患者肩部疼痛明显,主、被动活动均受限,肩部肿胀、压痛、活动上肢时有骨擦感。患肢紧贴胸壁,需用健手托住肘部,且怕别人接触伤部。诊断时还需注意有无病理性骨折的存在。肱骨近端骨折可能合并肩关节脱位,此时局部症状很明显,肩部损伤后,由于关节内积血和积液,压力增高,可能会造成盂肱关节半脱位,待消肿后半脱位能自行恢复。单纯肱骨近端骨折合并神经、血管损伤的机会较少,如合并肩关节脱位,在检查时应注意有无合并神经、血管损伤。

骨折的确诊和准确分型依赖于影像学检查,而影像学检查的质量直接影响对骨折的判断。虽然投照中骨折患者伤肢摆放位置上不方便,会增加痛苦,但应尽可能帮助患者将伤肢摆放在标准体位上。肱骨近端骨折检查通常采用创伤系列投照方法。包括肩胛骨标准前后位、肩胛骨标准侧位及腋位等体位。通过 3 种体位投照,可以从不同角度显示骨折移位情况。

肩胛骨平面与胸廓的冠状面之间有一夹角,通常肩胛骨向前倾斜 35°~40°,因此盂肱关节面既不在冠状面,也不在矢状面上。通常的肩关节正位片实际是盂肱关节的轻度斜位片,肱骨头与肩盂有一定的重叠,不利于对骨折线的观察,拍摄肩胛骨标准正位片,需把患侧肩胛骨平面贴向胶片盒,对侧肩向前旋转 40°,X 线球管垂直于胶片(图 3-18)。正位片上颈干角平均为 143°,是垂直于解剖颈的轴线与平行肱骨干纵轴轴线的交角,此角随肱骨外旋而减少,随内旋而增大,可有 30°的变化范围。肩胛骨侧位片也称肩胛骨切线位或 Y 形位片。所拍得的照片影像类似英文大写字母 Y(图 3-19)。其垂直一竖是肩胛体的切线位投影,上方两个分叉分别为喙突和肩峰的投影,三者相交处为肩盂所在,影像片上如果肱骨头没有与肩盂重叠,需考虑肩关节脱位的可能性。腋位X线片上能确定盂肱关节的前后脱位,为确定肱骨近端骨折的前后移位及成角畸形,提供诊断依据(图3-20、图3-21)。

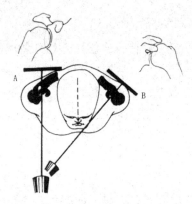

图 3-18　正前后位 X 线片拍摄法及其投影

A.肩正位 X 线片;B.正前后位 X 线片(肩盂前后缘重叠)

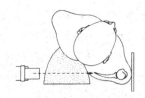

图 3-19　正侧位 X 线片拍摄法

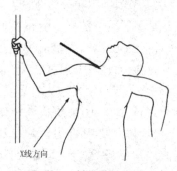

图 3-20　标准腋位投照

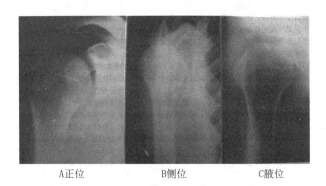

A正位 　　　　B侧位 　　　　C腋位

图 3-21　肩关节 X 线投照

对新鲜创伤患者,由于疼痛往往难以获得满意的各种影像片,此时 CT 扫描及三维重建具有很大的帮助,通过 CT 扫描可以了解肱骨近端各骨性结构的形态,骨块移位及旋转的大小及游离移位骨块的直径。CT 扫描三维重建更能提供肱骨近端骨折的立体形态,为诊断提供可靠的依据(图 3-22)。MRI 对急性损伤后骨折及软组织损伤程度的判断帮助不大。

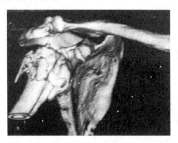

图 3-22　肱骨近端骨折三维重建图

五、治疗

肱骨近端骨折的治疗效果直接影响肩关节的功能,治疗原则是争取骨折早期解剖复位,保留肱骨头血运,合理可靠的骨折固定,早期功能锻炼,减少关节僵硬和肱骨头坏死的发生。肩关节是全身活动最大的关节,关节一定程度的僵硬或畸形愈合,由于代偿的功能,一般不会造成明显的关节功能障碍。治疗骨折方法的选择需综合考虑骨折类型、骨质量条件、患者的年龄、功能要求和自身的医疗条件。

肱骨近端骨折中有 80%～85% 为轻度移位骨折，Neer 分型中为一部分骨折，常采取保守治疗；二部分骨折中，部分外科颈骨折可以保守治疗，大结节骨折明显移位者尽可能行手术复位，以免骨折愈合后，引起肩峰下撞击和影响肩袖功能。而三、四部分骨折中只要情况允许，应尽可能行手术治疗。肩关节脱位的患者，无论有无骨折，有学者主张行关节镜内清理，撕脱盂唇缝合修复，以免引起肩关节的再脱位；肱骨头劈裂多需要手术探查或固定或切除。

(一)一部分骨折

肱骨近端虽有骨折线，但骨折块的移位和成角均不明显。骨折的软组织合页均有保留，肱骨头的血运也保持良好。骨折相对比较稳定，一般不需再闭合复位或切开复位，尽可能采取非手术治疗。通过制动维持骨折稳定，减少局部疼痛和骨折再移位的可能，早期功能锻炼，一般可以取得较为满意的治疗效果。

常用颈腕吊带或三角巾悬吊，可把患肢固定于胸前，肘关节 90° 屈曲位，腋窝垫一棉垫，保护皮肤，如上肢未与胸壁固定，患者仰卧休息时避免肘部支撑。固定 3 周左右即可开始做上臂摆动和小角度的上举锻炼，定期照 X 线片观察是否有继发性的移位，4 周后可以练习爬墙，3 个月后可以部分持重。

(二)二部分骨折

1.外科颈骨折

原则上首选闭合复位，克氏针固定或用外固定治疗。闭合复位需在麻醉下进行。全麻效果好，肌间沟麻醉不完全。肌肉松弛有利于操作，复位操作手法应轻柔，复位前认真阅片和分析暴力机制，根据受伤机制及骨折移位方向，按一定的手法程度复位，切忌粗暴盲目地反复复位。这样不但难以成功，反而增加损伤，复位时尽可能以 X 线辅助。骨折断端间成角>45°时，不论有无嵌插均应矫正，外科颈骨折侧位片上多有向前成角畸形，正位有内收畸形。整复时，先行牵引以松开断端间的嵌插，然后前屈和轻度外展骨干，以矫正成角畸形,整复时牵引力不要过大,避免骨折端间的嵌插完全解脱,以免影响骨折间的稳定。复位后三角巾悬吊固定或石膏托固定。

骨折端间完全移位的骨折,近骨折块因大、小结节完整,旋转肌力平衡,因此肱骨头没有旋转移位。远骨折端因胸大肌的牵拉向前,故有内侧移位,整复时上臂向远侧牵引,当骨折近端达到同一水平时,轻度内收上臂以中和胸大肌牵拉的力量,同时逐渐屈曲上臂,以使骨折复位,正位片呈轻度外展关系。整复时助手需在腋部行反牵引,并以手指固定近骨折块,同时帮助推挤骨折远端配合术者进行复位,复位后适当活动肩关节,可以感觉到骨折的稳定性,如果稳定,可用三角巾悬吊或石膏固定。如果骨折复位后不稳定,可行经皮克氏针固定。克氏针固定一般需3根克氏针。自三角肌点处向肱骨头打入两枚克氏针,再从大结节向内下干骺端打入第3枚克氏针。克氏针需在X线下打入,注意不要损伤内侧的旋肱血管。旋转上臂观察克氏针位置满意、固定牢固,再处理克氏针尾端,可以埋于皮下,也可留在皮外,三角巾悬吊,早期锻炼,6周左右拔除克氏针。

如骨折端有软组织嵌入,影响骨折的复位,二头肌长头腱卡于骨折块之间是常见的原因。此时需采取切开复位内固定治疗。手术操作应减少软组织的剥离,可以依据具体情况选择松质骨螺钉、克氏针、细线缝合固定或以钢板螺钉固定。

总之,外科颈骨折时,不管移位及粉碎程度如何,断端间血运比较丰富,只要复位比较满意,内、外固定适当,骨折基本能按时愈合。

2.大结节骨折

移位>1 cm的结节骨折,由于肩袖的牵拉,骨块常向上方移位,此时会产生肩峰下撞击和卡压,影响肩关节上举活动,且肩袖肌肉松弛、肌力减弱,往往需切开复位内固定。

肩关节前脱位合并大结节撕脱骨折。一般先行复位肱骨头,然后观察大结节的复位情况,如无明显移位可用三角巾悬吊,如有移位>1 cm,则手术切开内固定为宜。现有学者主张肱骨头脱位时,应当修复损伤的盂唇和关节囊,以免关节脱位复发。

3.解剖颈骨折

单纯解剖颈骨折少见。由于骨折时肱骨头血运遭到破坏,因此肱骨头易发生缺血性坏死,对于年轻患者,如有肱骨头移位建议早期行切开复位内固定。术中操作应力求减少软组织的剥离,减少进一步损伤肱骨头的血运。尤其是头的边缘如有干骺端骨质相连或软组织连接时,肱骨头有可能由后内侧动脉得到部分供血而免于坏死,内固定方式可用简单的克氏针张力带固定,也可用螺钉或可吸收钉固定。

4.小结节骨折

单独小结节骨折极少见,常合并肩关节后脱位。骨块较小不影响肩关节内旋时,可行悬吊保守治疗。如骨块较大,且有明显移位时,会影响肩关节的内旋,则应切开复位螺丝钉内固定术。

(三)三部分骨折

三部分骨折中常见类型是外科颈骨折合并大结节骨折,由于损伤严重,骨折块数量较多,手法复位常难以成功,原则上需手术切开复位;三部分同时骨折时由于肱骨头血运常受到破坏,肱骨头坏死有一定的发生率,有报告为 3%~25%。手术治疗的目的是将移位骨折复位,重新建立血供系统,尽量减少软组织剥离,可用钢丝克氏针张力带固定,临床也常用解剖型钢板螺钉内固定,这样可以早期功能锻炼。对有骨质疏松的老年患者,临床使用 AO 的 LCP 系统锁定型钢板取得了较好的效果,对骨缺损患者可以同时植骨,但对骨质疏松非常严重,估计内固定可能失败的患者,可一期行人工肱骨头置换术。

(四)四部分骨折

四部分骨折常发生于老年人、骨质疏松患者,比三部分骨折有更高的肱骨头坏死发生率,有的报告高达 13%~34%,目前一般均行人工肱骨头置换术(图 3-23)。对有些患者,由于各种原因,不能行人工肱骨头置换术,也可切开复位,克氏针张力带内固定术,基本能保证骨折愈合,但关节功能较差,肩关节评分不高。但这些患者,对无痛的肩关节也很满足。但年轻患者四部分骨折,一般主张切开复位内固定术。

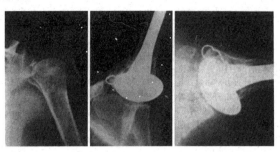

图 3-23 肱骨上端粉碎性骨折，人工关节置换

人工肱骨头置换术首先由 Neer 在 1953 年报告，在此之前，肱骨近端的严重粉碎性骨折只能采用肱骨头切除术或肩关节融合术治疗。人工关节的应用为肱骨近端骨折的治疗提供了更多的选择，对某些特殊骨折患者有着内固定无法达到的效果。1973 年 Neer 重新设计出新型人工肱骨头（Neet Ⅱ）型，经过几十年的应用和改进，目前人工肱骨头置换术治疗肱骨近端骨折已达到 83% 以上的优良效果。

（五）骨折合并脱位

1.二部分骨折合并脱位

此类以大结节骨折最常见，此时应先急诊复位，复位后大结节骨折往往达到同时复位，如大结节仍有明显移位，则应切开复位内固定。

肱骨头脱位合并解剖颈骨折时，此时肱骨头血管破坏严重，宜考虑行人工肱骨头置换术。肱骨头脱位合并外科颈骨折时，可先试行闭合复位脱位的肱骨头，然后再行外科颈骨折复位。如闭合复位不能成功，则需手术切开复位，同时复位和固定骨折的外科颈。

2.三部分骨折脱位

一般均需切开复位肱骨头及移位的骨折，选择克氏针、钢板螺钉均可，尽可能减少软组织的剥离。

3.四部分骨折脱位

由于肱骨头解剖颈骨折失去血循环，应首先考虑人工肱骨置换术。手术复位肱骨头时,应常规探查关节囊及盂唇,应缝合修补因脱位引起的盂唇撕裂,可用锚钉或直接用丝线缝合,防止肱骨头再次脱位。

(1)肱骨头压缩骨折:肱骨头压缩骨折一般是关节脱位的合并损伤,肱骨头压缩面积<20%的新鲜损伤,可进行保守治疗;后脱位常发生较大面积的骨折,如肱骨头压缩面积达20%~45%时,可造成肩关节不稳定,引起复发性肩关节脱位,需将肩胛下肌及小结节移位于骨缺损处,以螺钉固定;压缩面积>40%时,需行人工肱骨头置换术。

(2)肱骨头劈裂骨折或粉碎性骨折:临床不多见,此种骨折因肱骨头关节面破坏,血运破坏严重,加之关节面内固定困难,所以一般需行人工肱骨头置换术。年轻患者尽可能行切开复位内固定,尽可能保留肱骨头。

第七节　肱骨干骨折

一、解剖特点

自胸大肌附着处上缘至肱骨髁上为肱骨干。近端肱骨干横断面呈圆周形,远端在前后径上呈狭窄状。内、外侧肌间隔将上臂分成前间隔和后间隔。前间隔包括肱二头肌、喙肱肌和肱肌。肱动、静脉及正中神经、肌皮神经及尺神经沿肱二头肌内侧走行。后间隔包含肱三头肌和桡神经。桡神经穿过肱三头肌在后方骨干中段走行于桡神经沟内,在臂中下1/3处穿过外侧肌间隔至臂前侧,骨折移位时易受到损伤。

二、损伤机制

(一)直接暴力

直接暴力是造成肱骨干骨折的常见原因,如打击伤、机械挤压伤、火器伤等,可呈横断骨折、粉碎性骨折或开放骨折。

(二)间接暴力

如摔倒时手或肘部着地,由于身体多伴有旋转或因附着肌肉的不对称收缩,发生斜形或螺旋形骨折。

(三)旋转暴力

以军事或体育训练的投掷骨折,以及掰手腕所引起的骨折最为典型,多发生于肱骨干的中下 1/3 处,主要由于肌肉突然收缩,引起肱骨轴向受力,导致螺旋形骨折。

由于肱骨干上的肌肉作用,骨折后常呈典型的畸形。当骨折线在胸大肌止点近端时,由于肩袖的作用,骨折近端呈外展和内旋畸形,远端由于胸大肌的作用向内侧移位;当骨折线位于胸大肌以远、三角肌止点以近时,骨折远端由于三角肌的牵拉向外侧移位,近端则由于胸大肌、背阔肌及大圆肌的牵拉作用向内侧移位;当骨折线位于三角肌止点以远时,骨折近端外展、屈曲,远端则向近端移位。

三、骨折的分类

同其他骨折的分类一样,肱骨干骨折可依据不同的分类因素构成多种分类方式。根据骨折是否与外环境相通,可分为开放和闭合骨折;因骨折部位不同,可分为三角肌止点以上及三角肌止点以下骨折;由于骨折程度不同,可分为完全骨折和不完全骨折;根据骨折线的方向和特性又可分为纵、横、斜、螺旋、多段和粉碎型骨折;根据骨的内在因素是否存在异常而分为正常和病理骨折等。

四、临床症状和体征

同其他骨折一样,肱骨干骨折后可出现疼痛、肿胀、局部压疼、畸形、反常活动及骨擦音等,骨科医师不应为证实骨折的存在而刻意检查骨擦音,以免增加伤者的痛苦和桡神经损伤。对于不完全或无移位的骨折,单凭临床体检很难判断,所以对可疑骨折的患者必须拍 X 线片。拍片范围包括:肱骨的两端、肩关节和肘关节。对于高度怀疑有骨折的患者,即使在急诊拍片时未能发现骨折也不要轻易下无骨折的结论,可用石膏托暂时固定两周后再拍片复查,若有不全的裂纹骨折此时因骨折线的吸收而显现出来。若骨折合并桡神经损伤,可出现垂腕、手部掌指关节不能伸直、拇指不能伸展和手背虎口区感觉减退或消失。肱骨干骨折的患者应当常规检查患肢远端血运的情况,包括:对比两侧桡动脉搏动、甲床充盈、皮肤温度等,必要时可行血管造影,以确定有无肱动脉损伤。

五、治疗方法

(一)闭合治疗

近几十年来的骨科著作中,均强调绝大多数的肱骨干骨折可经非手术治疗而痊愈,国外的文献报道中其成功的比例甚至可高达94%以上。但在临床实际工作中能否达到如此高的比例仍值得商榷。此外,现代的就医人群已对骨科医师提出了更高的要求,即不仅要获得良好的最终治疗结果,而且希望治疗过程中尽量减少痛苦,在骨折愈合期间有相对高的生活质量,甚至仍能够从事一些工作。那种令患者在石膏加外展架上苦撑苦熬数个月,夜间无法平卧的传统治疗方式很难为多数患者所接受。依现代的治疗观点,闭合治疗的适应证应结合患者的具体情况认真审视后而定。

1.适应证

可供参考的适应证如下。

(1)移位不明显的简单骨折(AO 分类:A1、A2、A3)。

(2)有移位的中、下 1/3 骨折(AO 分类:A1、A2、A3 或 B1、B2)经手法整复可以达到功能复位标准的。

2.闭合治疗的复位标准

肱骨属非负重骨,轻度的畸形愈合可由肩胛骨代偿,其复位标准在四肢长骨中最低,其功能复位的标准:2 cm 以内的短缩,1/3 以内的侧方移位,20°以内的向前、30°以内的外翻成角,以及 15°以内的旋转畸形。

3.常用的闭合治疗方法

(1)悬垂石膏:应用悬垂石膏法治疗肱骨干骨折已有半个多世

纪的历史,目前在国内外仍有相当多的骨科医师在继续沿用。此法比较适合于有移位并伴有短缩的骨折或者斜形、螺旋形的骨折。悬垂石膏应具有适当的重量,避免过重或过轻,其上缘至少应超过骨折断端 2.5 cm 以上,下缘可达腕部,屈肘 90°,前臂中立位,在腕部有 3 个固定调整环。在石膏固定期间,前臂需始终维持下垂,以便提供一向下的牵引力。患者夜间不宜平卧,而采取坐睡或半卧位(这是使用悬垂石膏的不便之处)。吊带需可靠地固定在腕部石膏固定环上,向内成角畸形可通过将吊带移至掌侧调整,反之向外成角则通过背侧的固定环调整。后成角和前成角,可利用吊带的长短来调整,后成角时加长吊带,而前成角则缩短吊带。使用悬垂石膏治疗应经常复查拍 X 线片,开始时为1~2周,以后可改为 2~3 周或更长的间隔时间。石膏固定期间应注意功能锻炼,如握拳、肩关节活动等,减少石膏固定引起的不良反应。对某些患者,如肥胖或女性,可在内侧加一衬垫,以免由于过多的皮下组织或乳房造成的成角畸形。当骨折的短缩已经克服、骨折已达到纤维性连接时,可更换为 U 形石膏。

悬垂石膏曾成功地治愈过许多患者,但也不乏骨折不愈合或延迟愈合的例子。故治疗期间应注意密切观察,若固定超过 3 个月仍无骨折愈合迹象,已出现失用性骨质疏松时,应考虑改用其他方法,如切开复位内固定加自体植骨,不要一味地坚持下去,以避免最后因严重的失用性骨质疏松导致连内固定的条件都不具备,丧失有利的治疗时机,对中老年患者更应注意这点。

(2)U 形或 O 形石膏:多用于稳定的中下 1/3 骨折复位后,或应用其他方法治疗肱骨干骨折后的继续固定手段。所谓 U 形即石膏绷带由腋窝处开始,向下绕过肘部,再向上至三头肌以上。若石膏绷带再延长一些,使两端在肩部重叠则成为 O 形石膏。U 形石膏有利于肩、腕和手部的关节功能锻炼(图 3-24),而 O 形石膏的固定稳定性更好一些。

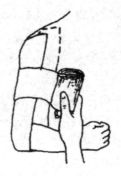

图 3-24　U 形石膏

（3）小夹板固定：对内外成角不大者，可采用二点直接加压方法（利用纸垫）；对侧方移位较多，成角显著者，常可用三点纸垫挤压原理，以使骨折达到复位。不同水平的骨折需用不同类型的小夹板，如上 1/3 骨折用超肩关节小夹板，中 1/3 骨折用单纯上臂小夹板，而下 1/3 骨折需用超肘关节小夹板固定。其中尤以中 1/3 骨折的固定效果最为理想（图 3-25）。

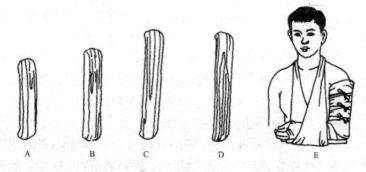

图 3-25　小夹板固定治疗肱骨干骨折

A.内侧小夹板；B.前侧小夹板；C.后侧小夹板；D.外侧小夹板；E.小夹板固定后的外形

利用小夹板治疗肱骨干骨折时，经治医师需密切随诊，观察病情的变化，根据肢体肿胀的程度随时调整夹板的松紧度，避免因固定不当而引起并发症，同时鼓励患者在固定期间积极锻炼患肢功能。

（4）其他治疗方法：采用肩人字石膏、外展架加牵引或鹰嘴骨牵引等治疗肱骨干骨，但多数情况下已经较少使用。

(二)手术治疗

如果能够正确掌握手术指征并配合以高质量手术操作，绝大多数的肱骨干骨折可以正常愈合。同时可以减少因长期石膏或小夹板等外固定带来的邻近关节僵硬、肌肉萎缩和失用性骨质疏松等不利影响，甚至可在在固定期间从事某些非负重性工作，治疗期的生活质量相对较高。不利的方面是：所花费用较多，需二次手术取出内固定物，手术本身具有一定的风险等。

1.手术治疗的适应证

（1）绝对适应证：①保守治疗无法达到或维持功能复位的。②合并其他部位损伤，如：同侧前臂骨折、肘关节骨折、肩关节骨折，伤肢需早期活动的。③多段骨折或粉碎性骨折（AO 分型：B3、C1、C2、C3）。④骨折不愈合。⑤合并有肱动脉、桡神经损伤需行探查手术的。⑥合并有其他系统特殊疾病而无法坚持保守治疗的，如严重的帕金森病。⑦经过 2～3 个月保守治疗已出现骨折延迟愈合现象，开始有失用性骨质疏松的（如继续坚持保守治疗，严重的失用性骨质疏松可导致失去切开复位内固定治疗的机会）。⑧病理性骨折。

（2）相对适应证：①从事某些职业对肢体外形有特殊要求，不接受功能复位而需要解剖复位的。②因工作或学习需要，不能坚持较长时间的石膏、夹板或支具牵引固定的。

2.手术治疗的方法

（1）拉力螺丝钉固定：单纯的拉力螺钉固定只能够用于长螺旋形骨折，而且术后常需要外固定保护一段时间，优点是骨折段软组织剥离较少，骨折断端的血运影响小，正确使用可缩短骨折愈合时间。

（2）接骨钢板固定：尽管带锁髓内钉的使用趋于增多，但现阶段接骨钢板仍在较广的范围内继续应用，缘其操作简单，易于掌握，无须 C 形臂 X 线透视等较高档辅助设备。钢板应有足够长度，螺钉孔数目不得少于 6 孔，最好选用较宽的 4.5 mm 动力加压钢板（DCP

或 LC-DCP),远近骨折段至少各由 3 枚螺钉固定,以获得足够的固定强度。对于短斜形骨折尽量使用 1 枚跨越骨折线的拉力螺钉,而粉碎性骨折最好同时植入自体松质骨(图 3-26)。AO 推荐的手术入路是后侧切口(Henry,1966),将钢板置于肱骨干的后侧,而且在骨折愈合后不再取出。但国内多数骨科医师愿意采用上臂前外侧入路,将钢板放置在骨干的前外侧,在骨折愈合后取出内固定物也相对比较容易。

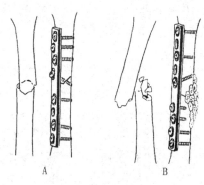

图 3-26　肱骨干骨折钢板螺钉内固定

A.横形骨折的固定方法;B.如为粉碎性骨折应 I 期自体松质骨植骨

(3)带锁髓内针固定:随着带锁髓内针的普及应用,以往的 Rush 针或 V 形针、矩形针已较少使用。使用带锁髓内针的优点是:软组织剥离少,术后可以适当负重,用于粉碎性骨折时其优点更为突出。由于是带锁髓内针,其尾端部分基本与肱骨大结节在同一平面,对肩关节功能影响不大(近期可能有一定影响)。使用时刻采用顺行或逆行穿针方法,与股骨或胫骨不同的是,其近端锁钉一般不穿过对侧皮质(避免损伤腋神经),而远端锁钉最好采用前后方向(避免损伤桡神经)(图 3-27)。

(4)外固定架固定:从严格意义上讲,外固定架固定是一种介于内固定和传统外固定之间的一种固定方式,其有创、有固定针进入组织内穿过两侧皮质,必要时可切开直视下复位。优点:创伤小,固定相对可靠,愈合周期比较短,不需二次手术取出内固定物,对邻近关节干扰小。缺点：针孔可能发生感染，尽管其固定物已经比其他外固定方式轻便了许多，但仍有不便，用于中上1/3骨折时可能影响肩关节活动。肱骨干骨折多用单边固定方式，有多种比较成熟的外固定架可供选择，治疗成功的关键在于熟悉和正确使用，而不在于外固定架本身。

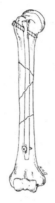

图 3-27　髓内针治疗肱骨干骨折(顺行穿针)

　　(5)Ender 针固定：采用多根可屈件的髓内针——Ender 针固定，现国内少数医院的医师仍在应用。利用不同方向插针和三点固定原理，可较好地控制骨折端的旋转，成角。操作比较简单，既可顺行也可逆行打入。术前需要准备比较齐全的规格、型号，包括不同长度和直径的Ender针。切忌强行打入，否则可造成骨质劈裂和髓内针穿出髓腔。

第八节　肱骨远端骨折

　　肱骨远端骨折是指肱骨髁上以远的部位的骨折。肱骨远端骨折包括肱骨髁上骨折、肱骨髁间骨折、肱骨内外髁骨折及肱骨小头骨折等，下面分别叙述。

一、解剖特点

肱骨远端前后位扁平,有两个关节面分别为肱骨滑车和肱骨小头。滑车关节面的上方有3个凹陷,前侧有冠突窝和桡骨头窝,屈肘时容纳冠突和桡骨头;后侧为鹰嘴窝,伸肘时容纳鹰嘴。

外上髁前外缘粗糙,是前臂浅层伸肌的起点;内上髁比外上髁要大,是前臂屈肌的起点,其后面光滑,以容纳尺神经通过肘部。外髁肱骨小头凸出的关节面与桡骨头凹状关节面相对合,组成了肱桡关节。内髁滑车的中心为中央沟,与尺骨近端的滑车切迹(半月切迹)相吻合,前方起自冠突窝,后方终止于鹰嘴窝,几乎环绕整个滑车。在滑车的后面,滑车中央沟向外侧轻度倾斜,使伸肘时产生提携角,又称外翻角。肱骨远端骨折后复位不良可致提携角减小或增大,形成肘内翻或肘外翻畸形。

二、肱骨髁上骨折

此类骨折为 AO 分类的 A 型骨折,最常见于 5～8 岁的儿童,占全部肘部骨折的 50%～60%。属关节外骨折,及时治疗后功能恢复较好。

(一)骨折类型

根据暴力来源及方向可分为伸直、屈曲和粉碎型 3 类。

1.伸直型

该型最多见,占 90% 以上。跌倒时肘关节在半屈曲或伸直位,手心触地,暴力经前臂传达至肱骨下端,将肱骨髁推向后方。由于重力将肱骨干推向前方,造成肱骨髁上骨折。骨折线由前下斜向后上方。骨折近段常刺破肱前肌,损伤正中神经和肱动脉。骨折时,肱骨下端除接受前后暴力外,还可伴有侧方暴力,按移位情况又分尺偏型和桡偏型。

(1)尺偏型:骨折暴力来自肱骨髁前外方,骨折时肱骨髁被推向后内方。内侧骨皮质受挤压,产生一定塌陷。前外侧骨膜破裂,内侧骨膜完整,骨折远端向尺侧移位。因此,复位后远端容易向尺侧再移位。即使达到解剖复位,但因内侧皮质挤压缺损而会向内偏斜,尺偏型骨折后肘内翻发生率最高。

(2)桡偏型:与尺偏型相反。骨折断端桡侧骨皮质因挤压而塌陷,外侧骨膜保持连续。尺侧骨膜断裂,骨折远端向桡侧移位。此型骨折不完全复位也不会产生严重肘外翻,但解剖复位或矫正过度时,亦可形成肘内翻畸形。

2.屈曲型

该型较少见。肘关节在屈曲位跌倒,暴力由后下方向前上方撞击尺骨鹰嘴,髁上骨折后远端向前移位,骨折线常为后下斜向前上方,与伸直型相反。很少发生血管、神经损伤。

3.粉碎型

该型多见于成年人。本型骨折多属肱骨髁间骨折,按骨折线形状可分 T 形和 Y 形或粉碎型骨折。

(二)临床表现与诊断

伤后肘部肿胀,偶有开放性伤口。伤后马上就医者,肿胀轻,可触及骨性标志;多数病例肿胀严重,已不能触及骨性标志。远折端向后移位,可与肘后脱位相混淆,但肘后三角关系正常,可据此鉴别。伤后或复位后应注意是否有肱动脉急性损伤和前臂掌侧骨筋膜隔室综合征,是否出现 5P 征,即疼痛(pain)、桡动脉搏动消失(pulselessness)、苍白(pallor)、麻痹(paralysis)、感觉异常(paresthesia)。正中神经、尺神经、桡神经都有可能被累及,但以正中神经和桡神经损伤多见。X 线检查可明确骨折的类型和移位程度。

(三)治疗

主要取决于合并同侧肢体骨与软组织损伤的情况,特别是神经、血管是否有损伤。所有骨折均可考虑首先试行闭合复位,但若血循环受到影响,则应行急诊手术。

1.非手术治疗

无移位或轻度移位可用石膏后托制动 1～2 周,然后开始轻柔的功能活动。6 周后骨折基本愈合,再彻底去除石膏固定。闭合复位尺骨鹰嘴牵引:在某些病例,行鹰嘴骨牵引也是一种可选方法。史密斯(Smith)提出的行鹰嘴骨牵引的指征为以下几点。

（1）用其他闭合方法不能获得骨折复位。

（2）闭合复位有可能获得成功,但单纯依靠屈肘不能维持复位。

（3）肿胀明显,血循环受影响,或可能出现缺血性挛缩。

（4）有污染严重的开放损伤,不能进行外固定。侧方牵引和过头牵引都可采用。应用过头牵引容易消肿和方便敷料更换,在重力的帮助下还可以早期进行肘关节屈曲活动。

2.手术治疗

（1）闭合复位、经皮穿针固定:臂丛神经阻滞麻醉无菌操作下行整复,待复位满意后,维持复位,一助手取 1 枚 2.0 mm 克氏针自肱骨外上髁最高点穿入皮肤,触及骨质后在冠状面上与肱骨纵轴呈45°角,在矢状面上与肱骨纵轴呈 15°角进针,直至穿透肱骨近折端的对侧骨皮质。再取1枚2.0 mm 克氏针在上进针点前 0.5 cm 处穿入皮肤,向近折端尺侧穿针至透过对侧骨皮质。C 形臂 X 线机透视复位、固定满意后,将针尾屈曲 90°剪断,残端留于皮外。无菌纱布包扎针尾,石膏托固定于屈肘 90°,前臂旋前位(图 3-28)。

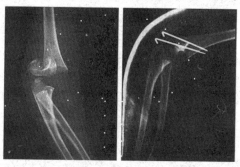

图 3-28　肱骨髁上骨折闭合复位经皮穿针内固定,石膏托外固定

术后常规服用抗生素 3 天以预防感染。当日麻醉恢复后即可行腕关节的屈伸及握拳活动,4 周后拔除克氏针,解除外固定,加强肩、肘关节的功能锻炼。此外,对于较严重的粉碎性骨折,可行外固定架固定(图 3-29)。

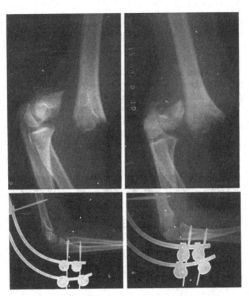

图 3-29　肱骨髁上骨折外固定架固定

（2）切开复位内固定：成人常需采用此种方法。手术指征包括：
①骨折不稳定，闭合复位后不能维持满意的复位。②骨折合并血管
损伤。③合并同侧肱骨干或前臂骨折。

另外，对老年患者应尽量选择切开复位内固定，以利于进行早
期功能锻炼。若合并血管损伤需进行修补，更应同时稳定骨折端，
可通过前方的 Henry 入路来完成。若未合并血管损伤，则可以采取
内、外侧联合切口或后正中切口。多数认为后正中切口显露清楚，
能够直视下复位骨折，也方便进行内固定。可使用 AO 半管状钢
板、重建钢板或特制的 Y 形钢板，尽可能用拉力螺钉增加骨折端稳
定。赫菲特（Heffet）和霍奇基斯（Hotchkiss）已证实两块钢板呈 90°
角分别固定内、外侧柱，其抗疲劳性能优于后方单用一块 Y 形钢板
或双髁螺钉固定。霍姆（Home）认为，如果因骨折粉碎不能获得良
好的稳定，可采取非手术疗法，但此观点并不适用于所有移位的粉
碎性骨折。粉碎性骨折内固定同时应一期植骨。如内固定不稳定，
则需延长石膏制动时间以维持复位，这将导致疗效欠佳。故应尽可

能获得稳定固定,手术后不用外固定,以便进行早期功能锻炼。开放性骨折应及时行清创术,污染严重者可考虑延期闭合伤口,彻底清创后可用内固定或外固定稳定骨折端。

(四)并发症

肱骨髁上骨折的并发症较多,有以下几种。

1.缺血性挛缩

缺血性挛缩为髁上骨折最严重的并发症,发病常与处理不当有关,出血和组织肿胀可使筋膜间室压力升高,外固定包扎过紧和屈肘角度太大使间室容积减小或无法扩张是诱发本病的重要因素。

早期:伤肢突然剧痛,部位在前臂掌侧,有进行性灼痛,当手主动或被动活动时疼痛加剧,手指常处于半屈曲状态,屈指无力。同时,感觉麻木,有异样感,继之出现感觉减退或消失,肢端肿胀、苍白、发凉、发绀。受累前臂掌侧皮肤红肿,张力大且有严重压痛。桡动脉搏动减弱或消失,全身可有体温升高,脉快。晚期:肢体出现典型的缺血性挛缩畸形,呈爪形手,即前臂肌肉萎缩、旋前、腕及手指屈曲,拇内收,掌指关节过伸。这种畸形被动活动不能纠正,桡动脉搏动消失。

一旦诊断明确,应紧急处理。早期:应争取时间改善患肢血运,尽早去除外固定物或敷料,适当伸直屈曲的关节,毫不顾惜骨折对位。如仍不能改善血运时,则应即刻行减压及探查手术(应力争在本症发生6~8小时内施行)。术中敞开伤口不缝合,等肢体消肿后,再做伤口二期或延期缝合。全身应用抗生素预防感染,注意坏死物质吸收可引起的酸中毒、高血钾、感染性休克和急性肾衰竭,给予相应的治疗。严禁抬高患肢和热敷。晚期:以手术治疗为主,应根据损害时间、范围和程度而定。6个月以前挛缩畸形尚未稳定,此时可做功能锻炼和功能支架固定。待畸形稳定后(至少半年至1年后),可行矫形及功能重建手术。酌情选择:尺桡骨短缩、腕关节固定、腕骨切除、瘢痕切除及肌腱延长和肌腱转位等。还有神经松解,如正中神经和尺神经同时无功能存在,可用尺神经修复正中神经。

2.神经损伤

肱骨髁上骨折并发神经损伤比较多见,发生率为 5%～19%。大多数损伤为神经传导功能障碍或轴索中断,数天或数月内可自然恢复,神经断裂很少见,偶发生于桡神经。正中神经损伤引起运动障碍常局限于掌侧骨间神经支配的肌肉,主要表现为拇指与示指末节屈曲无力,其他分支支配肌肉不受影响。

神经损伤的早期处理主要为支持疗法,被动活动关节保持功能位置。伤后 2～3 个月临床与肌电检查皆无恢复迹象时,应考虑手术松解。

3.肘内翻

肘内翻为髁上骨折最常见的并发症,尺偏型骨折发生率高达50%。由于内侧皮质压缩和未断骨膜的牵拉,闭合整复很难恢复正常对线;其次,悬吊式石膏外固定或牵引治疗均不能防止远骨折段内倾和旋转移位;再有是骨折愈合过程成骨能力不平衡,内侧骨痂多,连接早,外侧情况相反,内、外侧愈合速度悬殊使远段内倾进一步加大。

预防措施主要有以下几方面。

(1)闭合复位后肢体应固定于有利骨折稳定的位置,伸展尺偏型骨折应固定在前臂充分旋前和锐角屈肘位。

(2)通过手法过度复位骨折使内侧骨膜断裂,消除不利复位因素。

(3)骨折复位 7～10 天换伸肘位石膏管型,最大限度伸肘,同时手法矫正远段内倾。

(4)不稳定骨折或肢肿严重不容许锐角屈肘固定者,骨折复位后应经皮穿针固定,否则行牵引治疗。

(5)切开复位务必恢复骨折正常对线,提携角宁可过矫,莫取不足。内固定要稳固可靠。

轻度肘内翻无须处理,肘内翻>15°畸形明显者可行髁上截骨矫形。通常采用闭合式楔形截骨方法,从外侧切除一楔形骨块。术前先摄患肘伸直位正位 X 线片,测量出肘内翻的角度,然后算出应予矫正的角度。先画出肱骨轴线 AB,另沿尺桡骨之间画一轴线 CD,于其相交点 E,再划一直线 EF,使∠FEB＝10°(提携角),则∠DEF 即为需切骨矫正的内翻角。然后于肱骨鹰嘴窝上 1.5～2.0 cm 处画一与肱骨干垂直的横线 HO,并于 O 点向肱骨桡侧画一斜线 GO,使∠HOG 等于∠DEF,楔形 GHO 即为设计矫正肘内翻应切除的骨块,其底边在桡侧。

手术取外侧入路,在上臂下 1/3 外侧,沿肱骨外髁嵴做一长约 6 cm 的纵向切口。判明肱三头肌与肱桡肌的间隙,分开并向前拉开肱桡肌与桡神经,将肱三头肌向后拉,沿外上髁纵向切开骨膜,在骨膜下剥离肱骨下 1/3 至鹰嘴窝上缘为止,以显露肱骨的前、后、外侧骨面,无须剥离其内侧的骨膜,也不可损伤关节囊。按设计在鹰嘴窝上 1.5～2.0 cm 处,和肱骨干垂直的横切面(HO)上,先用手摇钻钻一排 3～4 个穿透前后骨皮质的小孔,再在与测量切骨相同角度的另一斜面(GO)上,钻一排小孔,用锐利骨刀由外向内切骨,至对侧骨皮质时不要完全凿断,以免骨端不稳定而发生移位,取下所切掉的楔形骨块。切骨后将前臂伸直,手掌朝上,固定切骨近段,将前臂逐渐外展,使切骨面对合。矫正达到要求后,即可用两根克氏针,分别自肱骨内、外上髁钻入,通过切骨断面,达到并恰好穿透对侧骨皮质为止,折弯尾端于骨外,亦可用 U 形钉内固定。彻底止血,需要时,可摄 X 线片复查,了解畸形矫正是否满意,否则重新复位与内固定。克氏针尾端埋在皮肤下,分层缝合切口。术毕,用前后长臂石膏托外固定肘关节于功能位。

三、肱骨髁间骨折

肱骨髁间骨折至今仍是比较常见的复杂骨折,多见于青壮年严重的肘部损伤,常为粉碎性。严重的肱骨髁间骨折常伴有移位、滑车关节面损伤,内髁和外髁常分离为独立的骨块,呈 T 形或 Y 形,与肱骨干之间失去联系,并且有旋转移位,为 AO 分类的 C 型,治疗较困难,且对肘关节的功能影响较大,采用非手术治疗往往不能取得满意的骨折复位。

（一）骨折类型

肱骨髁间骨折的分型较多，现就临床上应用广泛且对骨折治疗的指导意义较大的 Mehne 分型叙述（图 3-30）。

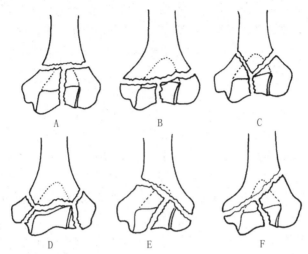

图 3-30　肱骨髁间骨折的 Mehne 分型
A.高 T 形；B.低 T 形；C.Y 形；D.H 形；E.内 λ 形；F.外 λ 形

（二）临床表现与诊断

局部肿胀、疼痛。因髁间移位、分离致肱骨髁变宽，尺骨向近端移位使前臂变短。可出现骨擦音，肘后三角关系改变。明显移位者，肘部在所有方向均呈现不稳定。摄肘关节正侧位 X 线片可明确骨折的类型和移位程度，需注意的是，骨折真实情况常比 X 线片的表现还要严重和粉碎。判断骨折粉碎程度还可行多方向拍片或重建 CT 检查。

（三）治疗

肱骨髁间骨折是一种关节内骨折，由于骨折块粉碎，不但整复困难，而且固定不稳，严重影响关节功能的恢复，故而对髁间骨折要求复位正确、固定稳妥，并进行早期功能锻炼，以争取获得满意的效果。治疗时必须根据骨折的类型、移位程度，以及患者的年龄、职业等情况来选择恰当的方法。

1.非手术治疗

(1)对于内、外髁较为完整及轻度分离无明显旋转者,可于透视下手法复位长臂石膏前后托固定,2周后再换一次石膏,肘部的屈曲程度不能单纯依靠是屈曲型还是伸直型来定,而要在透视下观察在何种位置最稳定。制动时间为4～5周,去除石膏后再逐渐练习肘关节的屈伸活动。无移位的骨折仅维持骨折不再移位即可,可用石膏托制动4周。

(2)尺骨鹰嘴牵引:对于伤后未能及时就诊或经闭合复位失败者,因局部肿胀严重,不宜再次手法复位及应用外固定。许多学者主张采用此方法,它能够使骨折块达到比较理想的对线。在过头位,能迅速使肿胀消退,一旦患者能够耐受疼痛就开始活动。但单纯采用纵向牵引并不能解决骨折块的轴向旋转。可待局部肿胀消退,肱骨髁和骨折近端的重叠牵开后,做两髁的手法闭合复位。

2.手术治疗

大多数骨折均需手术切开复位内固定。过去多采用肘后正中纵形切口,将肱三头肌做A形切断并向远端翻转,以显露骨折。但该手术入路的缺点是术后外固定至少需3周,使患肘不能早期屈伸锻炼,关节强直发生率高。目前多数学者认为采用鹰嘴旁肘后轻度弧形正中切口,尖端向下的V形尺骨鹰嘴截骨是显露骨折并行牢固内固定的最佳方式。因其保持肱三头肌的完整性,减少损伤和术后粘连,同时髁间显露充分,复位精确,固定稳妥,常不需用外固定,术后可进行早期功能锻炼。术中可将尺神经分离显露,并由内上髁区域移开。原则是首先复位和固定髁间骨折,然后再处理髁上骨折。但如果存在大块骨折块与肱骨干对合关系明显,则无论其涉及关节面的大小,都应先将其与肱骨干复位和固定。髁间部位骨折处理的重点是维持髁间关节面的平整,肱骨滑车的大小、宽度,特别是对于C3型骨折,可以考虑去除那些影响复位、影响固定的小的关节内骨折块,有骨缺损时一定要做植骨固定,争取骨折一期愈合和骨折固定早期的稳定性。通常,在复位满意后先临时用克氏针固定,然后再选用合适的永久性的内固定物。

肱骨髁间骨折手术时必须采用坚强内固定,才能早期进行关节功能锻炼,避免肘关节僵硬。对 C2、C3 型骨折采用双钢板固定于肱骨髁外侧及内侧,内侧也可采用 1/3 管状钢板。合并肱骨髁上骨折常需加用重建钢板,一般需使用两块接骨板才可达到牢固的固定效果,接骨板相互垂直放置可增加固定的强度。日常功能锻炼可使无辅助保护的螺钉固定发生松动。要达到牢固的固定,外侧接骨板的位置应下至关节间隙水平。内侧接骨板应置于较窄的肱骨髁上嵴部位,此处可能需要轻度向前的弧线。3.5 mm 的重建接骨板是较好的选择。髁部手术后,对截下的尺骨鹰嘴复位后使用的固定为 1～2 枚直径为 6.5 mm、长度不短于 6.5 cm 的松质骨螺钉髓内固定＋张力带钢丝,或 2 枚平行克氏针髓内固定＋张力带钢丝(图 3-31、图 3-32)。需要特别指出的一点是,在做尺骨鹰嘴截骨时应尽量避免使用电锯,因其可造成骨量的丢失,从而导致尺骨鹰嘴的短缩或复位不良,而影响手术效果。

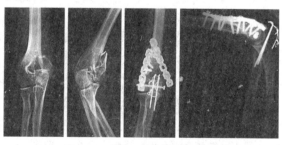

图 3-31　低 T 形肱骨髁间骨折

采用尺骨鹰嘴截骨入路,AO 双重建钛板螺钉内固定

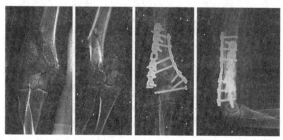

图 3-32　外 λ 形肱骨髁间骨折,采用 AO 双重建钛板螺钉内固定

内固定结束后,如果尺神经距内固定物很近,则将尺神经前置,放置引流条,术后 24～48 小时内拔除。早期有效的肘关节功能锻炼,对于肘关节功能的恢复至关重要,肘关节制动时间一旦过长,必将导致关节纤维化和僵硬。骨折坚强固定的病例,患肢不做石膏固定,术后 3 天内开始活动肘关节。内固定不确实的,均石膏托屈肘固定 3 周左右,去除石膏后无痛性主动活动肘关节,辅以被动活动。

早期利用关节恢复器(CPM)进行功能锻炼,有利于肘关节周围骨与软组织血液供应恢复,肿胀消退,能加快关节内滑液的循环和消除血肿,减少关节粘连,可刺激多种间质细胞分化成关节软骨,促进关节软组织的再生和修复,可抑制关节周围炎性反应。

3.肱骨远端置换与全肘关节置换

近年来,随着人工关节材料的改进和医疗技术的进步,人工关节被越来越广泛地应用于髋关节、膝关节等全身大关节严重疾病的治疗,但因人工肘关节研制和应用在国内起步较晚,临床应用尚不多见。对于关节面破坏严重,无法修复或经内固定术后,内固定物松动将严重影响肘关节功能者可行人工关节置换。手术采用肘关节后侧正中切口,游离并保护尺神经,显露肱骨远端、尺骨近端及桡骨小头。锯除肱骨中段滑车,扩大肱骨远段髓腔,参照试件,切除滑车及肱骨小头,直至假体试件的边缘恰能嵌至肱骨内外上髁的切骨断面间隙中。钻开尺骨近端髓腔,扩大髓腔,凿除冠状突周围的软骨下骨。插入试件,检查肘关节屈、伸及旋转活动范围。如桡骨小头内侧关节面有骨折,可切除桡骨小头。冲洗髓腔后置入骨水泥,安装假体。尺神经前置于皮下软组织层,修复肱三头肌腱、韧带及关节囊,放置引流,加压包扎。

术后不做外固定,引流 1～2 天,1 周内做肌肉收缩锻炼,1 周后开始做肘关节屈伸及旋转活动,3 周后逐渐加大幅度行功能锻炼。

四、肱骨内髁骨折

肱骨内髁骨折是一种少见的肘关节损伤,仅占肘关节骨折的1%～2%,在任何年龄组均少见,儿童相对要多一些。骨折块通常包括肱骨滑车内侧 1/2 以上和/或肱骨内上髁，骨折块因受前臂屈肌群的牵拉多发生旋转移位，属关节内骨骺损伤。治疗上要求解剖复位，若复位不良不仅妨碍关节功能恢复，而且可能引起肢体发育障碍，继而发生肢体畸形及创伤性关节炎。

（一）骨折类型

肱骨内髁骨折分为 3 型。

1. Ⅰ型损伤

骨折无移位，骨折线自滑车关节面斜形向内上方，至内上髁上方。

2. Ⅱ型损伤

骨折块轻度向尺侧或内上方移位，无旋转。

3. Ⅲ型损伤

骨折块明显旋转移位，常为冠状面旋转，也可同时伴有矢状面的旋转，导致骨折面向后，滑车关节面向前。

（二）临床表现与诊断

外伤后肘关节处于部分屈曲位，活动明显受限，肘关节肿胀、疼痛，尤以内侧明显。局部明显压痛，可触及内髁有异常活动。

儿童肱骨滑车内侧骨骺出现时间为 9～14 岁。对骨化中心出现后的肱骨内髁骨折，临床诊断一般比较容易。而在肱骨内上髁骨骺骨化中心出现之前发生的肱骨内髁骨折诊断则较困难，因为骨骺尚未骨化，其软骨在 X 线片上不显影，通过软骨部分的骨折线也不能直接显示，此类损伤于 X 线片上不显示任何阳性体征（既无骨折又无脱位影像）。因此，临床上必须详细检查，以防漏诊、误诊。细致的临床检查，熟悉不同部位骨骺出现的时间、形态及其与干骺端正常的位置关系是避免漏诊、误诊的关键。对于诊断确有困难的病例，可拍健侧相同位置的 X 线片加以鉴别，必要时可行 CT 或 MRI 检查以明确诊断。

（三）治疗

肱骨内髁骨折既是关节内骨折，又是骨骺损伤，故治疗应遵循关节内骨折及骨骺损伤的治疗原则。无论采取何种治疗方法，应力求使骨折达到解剖复位或近似解剖复位(骨折移位＜2 mm)。否则复位不满意不仅妨碍关节功能恢复,而且可能引起生长发育障碍,继而发生肢体畸形及创伤性关节炎。

Ⅰ型骨折和移位不大的Ⅱ型骨折可行长臂石膏后托固定伤肢于屈肘 90°、前臂旋前位。石膏托于肘部应加宽,固定范围应完全包括肘内侧,且应仔细塑形,以防骨折发生移位。1 周后应摄 X 线片,如石膏托松动,则更换石膏托;如骨折移位,则应采取其他措施,一般 4 周后去除石膏托行肘关节功能练习。

对于移位＞2 mm 的Ⅱ型骨折及Ⅲ型骨折,因骨折移位大,关节囊等软组织损伤较重,而且肱骨下端髁间窝骨质较薄,骨折断端间的接触面较窄,加之前臂屈肌的牵拉,使骨折复位困难或复位后骨折不稳定,应采取手术治疗。

手术方法:取肘关节内侧切口,显露并注意保护尺神经,显露骨折后,清除局部血肿或肉芽组织,将骨折复位后以 2 枚克氏针交叉固定或松质骨螺钉内固定。术中注意保护尺神经,必要时做尺神经前移;不可过多地剥离骨折块内侧附着的肌腱等软组织,以防影响骨折块的血液供应;术中尽量使滑车关节面及尺神经沟保持光滑。对于骨骺未闭合的儿童骨折,内固定物宜采用 2 枚克氏针交叉固定,因为克氏针固定操作简单、牢固,对骨骺损伤小且便于日后取出。丝线缝合固定不易操作,且固定不牢固;螺钉内固定固然牢固,但对骨骺损伤较大,且不便日后取出。外固定时间一般为 4～6 周,较肘部其他骨折固定时间稍长,因为肱骨内髁骨折软骨成分较多,愈合时间较长。固定期满后拆除石膏,拍 X 线片示骨折愈合后拔除克氏针,行肘关节早期、主动功能练习。对于骨骺已闭合的或成人的肱骨内髁骨折,可采用切开复位 AO 重建板内固定术(图 3-33)。

五、肱骨外髁骨折

肱骨外髁骨折是儿童肘部常见损伤,发病多在 2～18 岁,以 6～10 岁最为常见,亦有成人发生此类损伤。骨折块通常包括肱骨小头骨骺、滑囊外侧部分及干骺端骨质,故亦称为骨骺骨折。此类骨折多为关节内骨折,且肱骨小头与桡骨小头关节面对应。骨骺部分与骨的生长发育密切相关,如治疗不当,将留有肘部畸形,导致功能障碍及远期其他类型并发症。

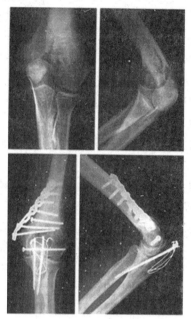

图 3-33 成人肱骨内髁骨折
采用尺骨鹰嘴截骨入路,AO 重建板内固定

(一)骨折类型

小儿肱骨外髁骨折的 Wadsworth 分类如下。

1. Ⅰ型

无移位。

2. Ⅱ型

有移位,但不旋转。

3. Ⅲ型

外髁骨折块向外侧同时向后下反转移位。

4. Ⅳ型

与一般骨折不同,多见于 13～14 岁儿童,肱骨小头与桡骨头碰撞发生,有骨软骨的改变。

(二)临床表现与诊断

肱骨外髁骨折的伤因多由间接复合外力造成,当儿童摔倒时手掌着地,前臂多处于旋前,肘关节稍屈曲位,大部分暴力由桡骨传至桡骨头,再撞击肱骨外髁骨骺而发生骨折。骨折后,肘部外侧肿胀并逐渐扩散,以致达整个关节。局部肿胀程度与骨折类型有明显关系,骨折脱位型肿胀最严重。肘外侧出现皮下瘀斑,逐渐向周围扩散,可达腕部。肘部外侧明显压痛,若为Ⅳ型骨折,则内侧也可有明显压痛,甚至发生肱骨下端周围性压痛。肘关节活动功能丧失,患儿常将肘关节保持在稍屈曲位,被动活动肘关节时出现疼痛,但前臂旋转功能多无受限。

肱骨外髁骨折线常呈斜形,由小头-滑车间沟或滑车外侧缘斜向髁上嵴。根据骨折类型不同,可出现尺骨相对于肱骨干的外侧移位。伸肌附着点的牵拉可使骨块发生移位。应与肱骨小头骨折相鉴别:外髁骨折包括关节面和非关节面两个部位,并常带有滑车的桡侧部分,而肱骨小头骨折只累及关节面及其支撑骨。

拍X线片时因骨片移位及投照方向造成多种表现,在同一骨折类型的不同X线片中表现常不一致,加之儿童时期肘部的骨化中心出现和闭合时间相差甚大,部分X线片表现仅是外髁的骨化中心移位。另外因肱骨外髁骨化中心太小,放射或临床医师常因缺乏经验而造成漏诊或误诊。有些病例X线片肱骨外髁干骺部未显示骨折裂痕,但有肘后脂肪垫征(八字征),在诊断时应加以注意。肘外伤后,肱骨远段干骺部外侧薄骨片和三角形骨片是诊断肱骨外髁骨折的主要依据,肘后脂肪垫征(八字征)是提示肘部潜隐性骨折的主要X线征象,要特别予以注意。诊断确有困难的病例可拍健侧相同位置的X线片加以鉴别,必要时可行CT或MRI检查以明确诊断。

(三)治疗

(1)早期无损伤的闭合复位是治疗本病的首选方法。肱骨外髁骨折的固定方法是屈肘60°~90°,前臂旋后位,颈腕带悬吊胸前,可使腕关节自然背伸,此时前臂伸肌群松弛,对骨折块的牵拉小;同时屈肘位肱三头肌紧张,有利于防止骨折块向后移位,又由于桡骨小头顶住肱骨小头防止其向前移位,因此,骨折较稳定。另外,从前臂伸肌群的止点在肱骨外上髁的角度来看,屈曲90°以上,前臂伸肌群的力臂减少,牵拉肱骨外髁的力变小,骨折将更稳定。但骨折后血肿的形成及手法复位时的损伤,可造成关节明显肿胀,屈肘角度太小会影响血液循环,所以不主张固定在小于屈肘60°的体位,以屈肘60°~90°固定为宜。

(2)对于Ⅰ型和移位轻的Ⅱ型骨折(骨折移位<2 mm),因其无翻转,仅手法复位后用小夹板或石膏托固定即可。但Ⅲ型、Ⅳ型骨折,因骨折处有明显的旋转和翻转移位,由于前臂伸肌腱的牵拉,手法往往难以使骨折达到满意的复位,即使在透视下复位很好,外固定也很难保持满意的位置。可用手捏翻转、屈伸收展手法闭合复位,插克氏针固定,或行切开复位内固定。

(3)手术方法:取肘后外侧切口,显露骨折后清除局部血肿或肉芽组织。可使用克氏针或 AO 接骨板内固定(图 3-34)。与肱骨内髁骨折一样,对于骨骺未闭合的儿童,内固定物宜选用2枚克氏针交叉固定,螺钉固定比较稳固,但由于儿童肱骨外髁的结构特点,螺钉如使用不当易损伤骨骺而影响生长发育。术后外用长臂石膏托外固定 4~6 周,摄 X 线片证实骨折愈合后,去除石膏托,行肘关节功能练习。

(四)预后

肱骨外髁骨折是儿童肘关节创伤中最多见、最重要的骨折类型,常引起畸形愈合,会发生不同程度的髁间骨缺损,即鱼尾状畸形,无论复位好坏都可能发生这种畸形。它的发生是因骨折线经过髁板全层,愈合时局部产生骨桥。骨折的同时也损伤了髁软骨的营养血管,使骨折面的软骨细胞坏死、吸收,使骨折间隙增大。骨折愈合后,肱骨内、外髁骨骺继续发育,而骨桥处生长缓慢以致停滞,最终发生鱼尾状畸形。所以,损伤年龄越小,骨折复位越不满意者,畸形就越明显。肱骨外髁骨折延迟愈合或不愈合及鱼尾状畸形是造成肘外翻的原因。延迟手术治疗(伤后 3 周),也可导致骨折块的坏死和肘外翻畸形。此外,还可以引起肱骨外髁增大、肱骨小头骨骺早闭、肱骨小头骨骺缺血性坏死、肱骨外上髁骨骺提前骨化等后遗症。

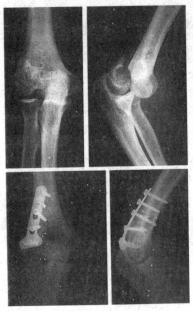

图 3-34　肱骨外髁骨折
AO 斜 T 形接骨板内固定

六、肱骨小头骨折

肱骨小头骨折由哈恩(Hahn)在 1853 年第一次提出,科赫尔(Kocher)自 1896 年起对此骨折倾注了许多精力进行研究,故又称之为 Kocher 骨折。肱骨小头骨折是一种不太常见的肘部损伤,各年龄组均可发生。单纯肱骨小头骨折以成年人多见,合并部分外髁骨折的肱骨小头骨折多发生在儿童。本骨折是关节内骨折,常因有些骨折较轻,骨折片较小且隐蔽而容易漏诊或误诊,从而导致延误治疗。

(一)骨折分类

Kocher 和洛伦茨(Lorenz)将肱骨小头骨折分为两类。

1. Ⅰ型（完全骨折）

完全骨折又称 Hahn-Steinthal 型，骨折发生在肱骨小头基底部，骨折线位于冠状面，包含一个较大块骨质的小头，亦可累及相邻的滑车桡侧部。

2. Ⅱ型（部分骨折）

部分骨折又称 Kocher-Lorenz 型，主要累及关节软骨，几乎不包含骨组织。

1933 年，威尔逊（Wilson）又提出了第Ⅲ型，即关节面向近侧移位，且嵌入骨组织，也有人将其称为肱骨小头关节软骨挫伤，是致伤外力不足导致发生完全或部分骨折，早期行普通 X 线检查多不能明确诊断。

（二）临床表现与诊断

常由桡骨头传导的应力所致，故有时可合并桡骨头骨折。最为常见的致伤方式是跌倒后手掌撑地，外力沿桡骨传导至肘部，或跌倒时处于完全屈肘位，外力经鹰嘴冠状突传导撞击肱骨小头所致。急诊患者除了肘关节积血肿胀、活动受限以外，局部症状不突出，多于摄 X 线片时发现，前臂旋转不受限制是其特点。临床上应注意将肱骨小头骨折与外髁骨折进行鉴别。外髁的一部分即关节内部分是肱骨小头骨折，不包括外上髁和干骺端；外髁骨折除包括肱骨小头外，还包括非关节内部分，常累及外上髁。

其典型 X 线表现为侧位片常常可以看到肱骨下端前面，相当于滑车平面有一薄片骨块影，因骨折块包含有较大的关节软骨，故实际的骨折片要比 X 线片所显示的影像大得多。值得注意的是侧位片上一般很难发现骨折块的来源，需要观察其正位 X 线片究其来源。正位片由于肱骨小头骨折块大都移位于肱骨下端前方，与肱骨远端重叠，故在肘关节正位片上一般都看不到骨折块影而易致漏诊。但如仔细观察其正位 X 线片，可以发现其肱桡关节间隙增宽，肱骨侧关节面毛糙，失去正常关节面的光滑结构。如出现此典型改变，再加上侧位片肱骨前下端有骨折块影出现，一般不难做出肱骨小头骨折的诊断。

(三)治疗

对此争议颇多,包括非手术方法(进行或不进行闭合复位)、骨块切除及假体置换。不论是采取闭合或切开复位,都应争取获得解剖复位,因为即使是轻度移位亦可影响关节活动。若不考虑骨折的类型,要想获得良好疗效,术后康复至关重要。

1.非手术治疗

对无移位骨折可行石膏后托固定 3 周。对成人移位骨折,并不建议闭合复位;儿童和青少年移位骨折,可首选闭合复位,可望获得快速而完全的骨愈合。

如有可能,可对Ⅰ型骨折试行闭合复位,伸肘位对前臂进行牵引,直接对骨折处进行施压以获得复位。对肘部施加内翻应力,可使外侧开口加大,有利于骨折复位。一旦复位满意,应保持屈肘,由桡骨头的挤压作用来维持骨折块的复位。尽管有人强调应在最大屈肘位固定以维持复位,但应注意对严重肿胀者应减少屈肘,以防出现缺血性挛缩。前臂旋前有助于桡骨头对骨折块的稳定作用。完全复位后,应将肘部制动 3～4 周。

2.手术治疗

手术难度较大,因为即使获得了解剖复位,也做到了术后早期活动,仍可能发生部分或完全性的肘关节僵硬。

因骨折块位于关节囊内,并且常旋转 90°,充分的手术显露很有必要。可采取后外侧入路,在肘肌前方进入关节,注意保护桡神经深支。此切口稍偏向前方,优点是术中可以避开后方的肱尺韧带,减少发生后外侧旋转不稳定的危险,且不易损伤桡神经深支。若术中或原始损伤累及了后外侧韧带复合体,应在术中行一期修补,并可将其与骨骼进行锚式固定,术后将前臂置于旋后位短期制动,以维护这种修补术的效果。

术中固定可采用松质骨螺钉、克氏针及可吸收螺钉固定骨折块,其中以松质骨螺钉的固定效果最好,螺钉可自后方向前旋入固定。手术目的是恢复关节面解剖,并给予稳定固定,以允许术后早期活动。若骨折块不甚粉碎,复位满意后用松质骨螺钉固定稳定可靠,术后则不必进行制动,可立即进行屈伸功能锻炼,临床疗效较为满意。对粉碎严重的骨折,普通螺钉或克氏针固定常很难达到理想效果,可采用外固定架固定。若骨折块太小或严重粉碎,则可考虑行碎骨块切除。对移位骨折,Smith 认为骨折块切除的疗效优于进行闭合或切开复位,并建议早期行切除术,而不是伤后 4～5 天血肿和渗出开始机化时手术。术后只用夹板或石膏制动 2～3 天即可开始进行关节活动。骨折块切除术后发生桡骨向近端移位和下尺桡关节的异常并不多见。如果确实因骨折块太小,无法进行复位及固定,遗留在关节内又将成为游离体,则进行早期切除有助于功能恢复。但对完全骨折,尤其是骨折累及滑车桡侧时,早期进行骨折块的切除显然不合适,将造成关节活动受限和外翻不稳定。

有学者建议用金属假肢来重建肱骨远端关节面,以避免发生肱骨小头骨折块的无菌性坏死和维持肘关节稳定性,但此种治疗没有得到普遍开展。

对陈旧性骨折伴明显移位而影响肘关节功能时,无论受伤时间长短,都应将骨折块切除。通过手术,包括软组织松解、理疗和功能锻炼,肘关节功能将得到明显改善。反之,如行切开复位内固定,即使达到解剖复位,效果也不理想。

七、肱骨内外上髁骨折

每一个上髁都有自己的骨化中心,这在儿童肘部损伤中有其特殊的意义,因为相对于富有张力的侧副韧带,骨骺生长板本身是一个薄弱点。由于撕脱应力的作用,在儿童身上发生的内上髁骨折常常是一个骨骺分离。在成人身上,原发的、单纯的上髁骨折比较少见,大多与其他损伤一起发生。

(一)肱骨内上髁骨折

内上髁的骨化中心直到 20 岁才发生融合,是一个闭合比较晚的骨骺,也有人终身不发生融合,应与内上髁骨折相鉴别。儿童或青少年发生肘脱位时,可合并内上髁撕脱骨折,骨折块可向关节内移位,并停留在关节内,影响肘脱位的复位。20 岁后再作为一个单独的骨折出现或合并肘脱位则比较少见。若内上髁骨化中心与肱骨远端发生了融合,成人就不大可能因撕脱应力导致骨折。成人内上髁骨折并不局限于骨化中心的原始区域,可向内髁部位延伸。因内上髁在肘内侧突出,易受到直接暴力,故成人比较多见是直接暴力作用于内上髁所致的单纯内上髁骨折,这也是成人内上髁骨折的特点之一。尺神经走行于内上髁后方的尺神经沟,发生骨折时可使其受到牵拉、捻挫,甚至连同骨折块一起嵌入关节间隙,导致尺神经损伤。

1.肱骨内上髁骨折的分类

(1)Ⅰ型:内上髁骨折,轻度移位。

(2)Ⅱ型:内上髁骨折块向下、向前旋转移位,可达肘关节间隙水平。

(3)Ⅲ型:内上髁骨折块嵌夹在肘内侧关节间隙,肘关节实际上处于半脱位状态。

(4)Ⅳ型:肘向后或后外侧脱位,撕脱的内上髁骨块嵌夹在关节间隙内。

2.临床表现与诊断

前臂屈肌的牵拉可使骨折块向前、向远端移位。内上髁区域肿胀,甚至出现皮下淤血,并存在触痛和骨擦音等特点。腕、肘关节主动屈曲及前臂旋前时可诱发或加重疼痛。应仔细检查尺神经功能。

对青少年患者,应将正常的骨化中心与内上髁骨折进行鉴别,拍摄健侧肘部 X 线片有助于诊断。

3.治疗

对轻度移位骨折或骨折块嵌顿于关节间隙内的治疗已达成共识。若骨折无移位或轻度移位,可将患肢制动于屈肘、屈腕、前臂旋前位 7~10 天即可。如果骨折块嵌顿于关节内,则应尽早争取手法复位,可在伸肘、伸腕、伸指、前臂旋后位,使肘关节强力外翻,重复创伤机制,利用屈肌群的紧张将骨折块从关节间隙拉出,变为Ⅱ型损伤,然后用手指向后上方推挤内上髁完成复位,以 X 线片证实骨折复位满意后,用石膏或夹板制动 2~3 周。

中度或重度移位骨折的治疗至今仍存争议,有 3 种方法可供选择:①手法复位,短期石膏制动。②切开复位内固定。③骨折块切除。

Smith 认为,对患者来说获得纤维愈合与获得骨性愈合的最终结果是一样的。支持手术治疗者认为,移位的内上髁骨块可导致出现晚期尺神经症状及屈腕肌力弱和骨折不愈合,行外翻应力试验检查时会产生肘关节不稳定,并把上述并发症作为手术治疗的理由。但对于骨折块移位超过 1 cm 者,有学者认为应行手术切开复位内固定,可选用两枚克氏针交叉固定或螺钉内固定(图 3-35)。

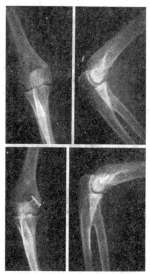

图 3-35　肱骨内髁骨折螺钉内固定

(二)肱骨外上髁骨折

临床上非常少见,实际上,有很多学者怀疑它在成人身上是否是一个单独存在的骨折。外髁的骨化中心较小,在 12 岁左右出现,一旦骨化中心与主要部分的骨骼融合,撕脱骨折则更为少见。外上髁与肱骨外髁平坦的外侧缘几乎在一个水平,遭受直接暴力的机会很少。治疗原则类似于无移位的肱骨外髁的治疗,包括对肘部进行制动,直至疼痛消失,然后开始功能活动。

八、肱骨远端全骨骺分离

肱骨远端骨骺包括外上髁、肱骨小头、滑车和内上髁 4 个骨骺，借助软骨连成一体。肱骨远端全骨骺分离是指包括肱骨下端骨骺线水平、肱骨小头和滑车骨骺与肱骨干在水平轴上的分离，婴幼儿时期肱骨远端为一大片较为扁平薄弱的软骨，在解剖学上不能属于肱骨髁的范围，其实质是一种关节内的骨骺损伤，虽然其损伤机制与髁上骨折相同，但在部位上不同于髁上 2 cm 的骨折。儿童肱骨远端全骨骺分离骨折是儿童肘部损伤中较少见的一种类型，多发生于 1～6 岁学龄前儿童，因肱骨远端四块骨骺尚未完全骨化，或分离 4 块骨骺中仅见肱骨小头骨骺，X 线检查不能显示其全貌，常因此发生误诊。

(一)骨折分类

根据萨尔特-哈里斯(Salter-Harris)对骨骺损伤的分类方法，肱骨远端全骨骺分离可分为Ⅰ型及Ⅱ型损伤。

1.Ⅰ型损伤

多见于 2 岁以下的婴幼儿，骨折线自外侧缘经过生长板与干骺端相连接的部位达到内侧，造成了生长板以下骨骺的分离移位。

2.Ⅱ型损伤

多见于 3 岁以上的儿童。根据肱骨干骨骺骨折块的位置和全骨骺分离移位方向，Ⅱ型损伤又可分为两种亚型。

(1)Ⅱa 亚型：为骨折线自外侧缘横形至鹰嘴窝内侧部分转向上方，造成干骺端内侧有骨块伴随内移位，其骨块多呈三角形，称为角征。此亚型常见，是肱骨远端全骨骺分离的典型 X 线表现。

(2)Ⅱb 亚型：骨折线自内侧缘横形至鹰嘴窝外侧转向上方，在干骺端外侧有薄饼样骨折片，称为板征。肱骨小头骨骺与尺桡骨近端一起向外侧移位，移位程度较Ⅱa 亚型轻，侧位片显示肱骨小头骨骺和骨片有移位。

(二)临床表现及诊断

有明显肘外伤史，伤后肘部肿痛，肱骨远端压痛。典型 X 线表现为分离的肱骨远端骨骺与尺桡骨近端一起向同一方向移位,桡骨近段纵轴线总是通过肱骨小头骨骺中心,常伴有肱骨干骺端骨块游离。由于这一时期肱骨远端4块骨骺中,只有肱骨小头骨骺发生骨化,在X线片上不能见到其他3块骨骺核。因此,肱骨远端全骨骺分离,常以肱骨小头骨骺的位置作为X线诊断的主要依据。判定肱骨小头骨骺与桡骨近段纵轴线的关系,肱骨小头骨骺与肱骨干骺端的对应关系,尺桡骨近端与肱骨干骺端对应关系,从X线片上可见的影像去分析判定不显影部分的损伤,就可减少对肱骨远端全骺分离的误诊和漏诊。在X线片上,除正常肘关节外,如果见到桡骨近段纵轴线通过肱骨小头骨骺中心,则应考虑为肱骨髁上骨折或是肱骨远端全骨骺分离。但髁上骨折在肱骨干骺端可见骨折线。在肱骨干骺端有分离的骨折块伴随移位,就是Ⅱ型骨骺损伤,否则就是Ⅰ型骨骺损伤。

(三)治疗

肱骨远端全骨骺分离骨折属关节内骨折,复位不佳对关节功能多有影响及出现外观畸形,且涉及多个骨化中心,故应尽可能解剖复位。应该采用闭合复位还是手术切开复位,尚有争论。许多学者推崇闭合复位外固定,有学者认为应根据具体情况,若局部肿胀不明显,且闭合复位后骨折对位稳定,则可仅做外固定。但如局部肿胀明显,且由于骨折断面处为软骨,断端多较光整,仅靠单纯外固定很难维持断端的稳定,复位后若再移位则难免出现畸形,故应尽早行手术切开复位内固定。术中宜采用克氏针内固定,尽量减少损伤次数,若用1枚克氏针固定较稳定,则不必用交叉双克氏针。因小儿的生理特点,其愈合相当快,常在受伤1周后就有骨痂生长,故有学者主张宜早期复位。一般在3周以内均可考虑手术,但在3周左右,骨折实际上已基本愈合,周围骨痂亦生长多时,切开复位意义不大,可待以后出现后遗畸形再矫形。

第九节　尺骨鹰嘴骨折

一、损伤机制

直接暴力作用于肘关节后侧面,即尺骨鹰嘴后方,跌落伤致上肢受伤,间接作用于肘关节,均可发生鹰嘴骨折。不容置疑的是,肌肉肌腱的张力,包括静态和动态,所产生的应力决定了骨折出现的类型和移位程度。若肘关节遭受到了特别大的暴力或高能量损伤,强大的外力直接作用于前臂近端后侧,使尺桡骨同时向前移位,由于肱骨滑车对尺骨鹰嘴的阻挡,致使其在冠状突水平发生骨折,在骨折端和肱桡关节水平产生明显不稳定。表现为鹰嘴的近骨折端常常向后方明显移位,而尺骨的远骨折端则会和桡骨头一起向前方移位,称为"骨折脱位"或"经鹰嘴的肘关节前脱位"。由于常常是直接暴力创伤所致,故鹰嘴或尺骨近端的骨折大多呈粉碎状,而且多合并有冠状突骨折。这种损伤比单纯的鹰嘴骨折要严重得多。如果尺骨鹰嘴或尺骨近端骨折不能获得良好的解剖复位和稳定的内固定,则易出现持续性或复发性畸形。

二、临床表现

由于尺骨鹰嘴骨折属于关节内骨折,所有的尺骨鹰嘴骨折都包含有某种程度的关节内部分,故常常发生关节内出血和渗出,这将导致鹰嘴附近的肿胀和疼痛。骨折端可以触及凹陷,并伴有疼痛及活动受限。肘关节不能抗重力伸肘是可以引出的一个最重要体征。它表明肱三头肌的伸肘功能丧失,伸肌装置的连续性中断,并且这个体征的出现与否常常决定如何确定治疗方案。因为尺骨鹰嘴骨折有时合并尺神经损伤,特别是在直接暴力导致严重、广泛、粉碎性骨折时,更易合并尺神经损伤,故应在确定治疗方案之前仔细判断或评定神经系统的功能,以便及时进行处理。

三、骨折分类

有几种分类方法,每一种分类都有其优缺点,但没有一种分类能够全面有效地指导治疗及合理地选择内固定物。有些学者将鹰嘴骨折仅分为横形、斜形和粉碎性 3 种类型。有的将其分为无移位或轻度移位骨折、横形或斜形移位骨折、粉碎性移位骨折及其他 4 种类型。Home(1981)按骨折线位于关节面的位置将骨折分为近侧中段和远侧 3 种类型。Holdsworth(1982)增加了开放骨折型。Morrey(1995)认为骨折移位超过 3 mm 应属移位骨折。Graves(1993)把儿童骨折分为骨折移位<5 mm、骨折移位>5 mm 和开放骨折 3 型。Mayo Clinic 提出的分型:1 型,无移位,1a 型为非粉碎性骨折,1b 型是粉碎性骨折;2 型,骨折移位,但稳定性良好,移位>3 mm,侧副韧带完整,前臂相对于肱骨稳定,2a 是非粉碎性骨折,2b 属粉碎性骨折;3 型,骨折移位,不稳定,前臂相对于肱骨不稳定,是一种真正的骨折脱位,3a 无粉碎性骨折,3b 有粉碎性骨折。显然,对粉碎性骨折、不稳定者治疗最困难,预后也最差。

现在临床上应用比较流行的是 Colton(1973)分类,它简单实用,易于反映骨折的移位程度和骨折形态。1 型,骨折无移位,稳定性好;2 型,骨折有移位,又分为撕脱骨折、横断骨折、粉碎性骨折、骨折脱位。无移位骨折是指移位<2 mm,轻柔屈曲肘关节至 90°时骨折块无移位,并且可抗重力伸肘,可以采取保守治疗。

(1)撕脱骨折:在鹰嘴尖端有一小的横形骨折块(近骨折端),与鹰嘴的主要部分(远骨折端)分开,最常见于老年患者。

(2)斜形和横形骨折:骨折线走行呈斜形,自接近于半月切迹的最低处开始,斜向背侧和近端,可以是一个简单的斜形骨折,也可以是由于矢状面骨折或关节面压缩性骨折所导致的粉碎性骨折折线的一部分。

(3)粉碎性骨折:包括鹰嘴的所有粉碎性骨折,常因直接暴力作用于肘关节后方所致,常有许多平面的骨折,包括较常见的严重的压缩性骨折块,可以合并肱骨远端骨折、前臂骨折及桡骨头骨折。

(4)骨折-脱位:在冠状突或接近冠状突的部位发生鹰嘴骨折,通过骨折端和肱桡关节的平面产生不稳定,使得尺骨远端和桡骨头一起向前脱位,常继发于严重创伤,如肘后方直接遭受高能量撞击等。更为重要的是,骨折的形态决定了这种骨折需要用钢板进行固定,而不是简单地用张力带固定。

四、治疗方法

(一)无移位的稳定骨折

屈肘90°固定1周,以减缓疼痛和肿胀;然后在理疗师的指导下进行轻柔的主动屈伸训练。伤后1周、2周、4周复查X线片,防止骨折再移位。

(二)撕脱骨折

首选张力带固定(图 3-36),亦可进行切除术,将肱三头肌腱重新附着,主要是根据患者的年龄等具体情况来决定。

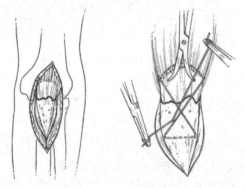

图 3-36 张力带钢丝

(三)无粉碎的横断骨折

应行张力带固定。可采取半侧卧位,肘后方入路,注意保护肱三头肌腱在近骨折块上的止点,可用6.5拉力螺丝钉加钢丝固定;若骨折块较小,则可用2枚克氏针加钢丝盘绕固定(图 3-37)。

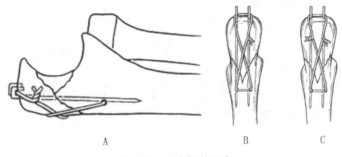

A　　　　　　　　　　　B　　　　　C

图 3-37　8 字钢丝固定

(四)粉碎的横断骨折

应行钢板固定。若用张力带固定,可导致鹰嘴变短,活动轨迹异常,关节面变窄,造成关节撞击,活动受限。最好用克氏针加钢丝,再加上钢板固定。有骨缺损明显者,应行一期植骨,以防止关节面塌陷和鹰嘴变形。

(五)伴有或不伴有粉碎的斜形骨折

用拉力螺钉加钢板固定最为理想,有时亦可用张力带加拉力螺丝钉固定,或用重建钢板固定,1/3 管状钢板易失效。重建钢板不要直接放置在尺骨背侧,否则极易出现伤口的问题,可沿尺骨外侧缘固定。若骨折粉碎,则不宜用张力带固定,最好用钢板固定并行植骨术。重建钢板在强度上优于 1/3 管状钢板,且厚度<DCP,钢板近端的固定非常重要,可使用松质骨螺丝钉,但注意不要进入关节内。

(六)斜形骨折

适宜于拉力螺丝钉固定,比较理想的是拉力螺钉加中和钢板,或拉力螺钉通过中和钢板的钉孔拧入。对骨折端的加压应小心。

(七)单纯的粉碎性骨折

无尺骨和桡骨头脱位及无前方软组织撕裂者,可行切除术,肱三头肌腱用不吸收缝线重新附着于远骨折端,术后允许肘关节早期活动。重要的是要保持侧副韧带,特别是内侧副韧带前束的完整,以保证肘关节的稳定。若骨折累及尺骨干,则不能进行切除术,可行张力带加钢板固定,有骨缺损者应一期植骨。

(八)骨折脱位型

骨与软组织损伤严重,应切开复位内固定,可用钢板加张力带固定。骨折块的一期切除应慎重,否则可致肘关节不稳定。

(九)开放性骨折

内固定并不是禁忌,但需彻底清创。若对鹰嘴的软组织覆盖有疑问,应行局部皮瓣或游离组织转移。有时可延期行内固定治疗。

第十节 桡骨头骨折

一、概述

桡骨头是一个关节内结构,并且参与肘屈伸及前臂旋转活动。目前存在的问题是:①何种类型的骨折可行桡骨头切除术;②何种类型的骨折应尽量采取切开复位内固定手术;③假体置换在临床上有何重要意义。

二、损伤机制

桡骨头骨折成人多见,青少年少见;桡骨颈骨折则儿童多见,属骺分离损伤。常由间接外力致伤,譬如跌倒时手掌撑地,肘部处于伸直和前臂旋前位,外力沿纵轴向上传导,引起肘部过度外翻,使得桡骨头外侧与肱骨小头发生撞击,产生桡骨头或颈部骨折。骨折块常向外下或后外下旋转移位,很少出现向近端或向内侧的移位。有时骨折块可向内侧移位至指深屈肌的深面。外力较大时尚可产生肘脱位。直接外力也可造成骨折。

桡骨头骨折并发肘内侧牵拉伤较多见,可合并 MCL 损伤、内侧关节囊撕裂和内上髁撕脱骨折,还可伴有尺骨上端骨折或鹰嘴骨折,与 Monteggia 骨折脱位相似,也是 Monteggia 骨折脱位的一种特殊类型。合并下尺桡关节脱位,则称为 Essex-Lopresti 损伤,它是由较严重的暴力造成了下尺桡关节的稳定韧带和前臂骨间膜广泛撕裂及桡骨向近端移位。还可合并肱骨小头骨折、外上髁骨折及腕舟骨骨折。

三、骨折分类

使用比较广泛的是 Mason(1954)分类(图 3-38)。

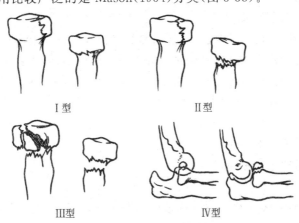

Ⅰ型   Ⅱ型

Ⅲ型   Ⅳ型

图 3-38　桡骨头骨折的 Mason 分类

Ⅰ型:骨折块较小或边缘骨折,无移位或轻度移位。

Ⅱ型:边缘骨折,有移位,骨折范围超过 30%。

Ⅲ型:粉碎骨折。

Ⅳ型:上述任何一种类型合并肘脱位及复杂骨折(如合并前臂骨间韧带损伤)。

Hotchkiss(1997)根据患者的 X 线表现、临床特征及合并损伤对 Mason 分类系统进行了改良。

Ⅰ型:桡骨头、颈的轻度移位骨折:①由于疼痛或肿胀使前臂旋转受限;②关节内折块移位<2 mm。

Ⅱ型:桡骨头或颈的移位骨折(移位>2 mm):①由于机械性阻挡或关节面对合不佳使活动受限;②骨折粉碎不严重,可采取切开复位内固定;③骨折累及范围超过了桡骨头边缘。

Ⅲ型:桡骨头或颈的严重粉碎骨折:①没有重建桡骨头完整性的可能;②为了恢复肘或前臂的活动范围,需行桡骨头切除术。

上述放射学分型中的每一种都可同时合并肘脱位、前臂骨间韧带撕裂（Essex-Lopresti 损伤）、尺骨近端骨折（属 Monteggia 骨折脱位的一种类型）及冠状突骨折。

四、临床表现

(一)症状和体征

无移位或轻度移位骨折，其局部症状较轻，临床上容易漏诊，需引起注意。移位骨折常引起肘外侧疼痛，肘屈伸和前臂旋转时疼痛加重，活动受限。合并 MCL 损伤多见，肘内侧出现明显触痛、肿胀和瘀斑，伸肘位外翻应力实验阳性。应检查前臂和腕关节是否出现疼痛、肿胀，若腕关节出现疼痛，有可能合并急性下尺桡分离、前臂骨间韧带及三角纤维复合体损伤。

(二)放射学检查

1.普通 X 线片

正、侧位 X 线片常可明确诊断。若只出现"脂肪垫征"，而无明显可见的骨折，行桡骨头位 X 线检查有助于诊断。腕部和前臂出现疼痛，还需拍摄旋转中立位腕关节和前臂 X 线片。

2.CT 扫描

在轴位、矢状面及冠状面对桡骨头骨折进行扫描，有助于评估骨折范围、骨块大小、移位和粉碎程度等。考虑行切开复位内固定手术时，应常规行 CT 扫描，三维重建图像也有助于制定术前计划。

五、治疗原则

(一)Ⅰ型骨折

无须复位，可用吊带或石膏制动 3～4 天。根据患者对疼痛的耐受情况开始主动活动。2～3 个月后，绝大多数患者可望获得比较满意的效果。但伸肘减少 10°～15°并不少见。在医师指导下早期积极的功能锻炼对恢复恢复肘关节的活动范围有显著作用。对Ⅰ型桡骨头骨折，患者自主的、不持物的功能锻炼很少会造成骨折继发移位。

合并肘脱位的Ⅰ型骨折，等同于肘脱位合并桡骨头骨折，治疗重点是肘脱位,桡骨头骨折本身不需要特殊处理。

(二)Ⅱ型骨折

1.无机械性阻挡

治疗类似于Ⅰ型骨折,特别是对肘部功能要求较低者。后期若出现症状,可采取延期桡骨头切除。

2.有机械性阻挡

对肘部功能要求较高者,应采取切开复位内固定手术;要求较低者,可考虑采取桡骨头切除。应用桡骨头部分切除手术应十分慎重。

3.有合并损伤

(1)前臂骨间韧带损伤(Essex-Lopresti损伤):主要治疗目的是保持桡骨头的功能。虽然骨折没有出现相对于尺骨的明显移位,但仍有可能造成前臂骨间韧带损伤;此时若行桡骨头切除,有可能导致出现有症状的桡骨向近端移位,应尽可能对此种骨折进行切开复位内固定手术以保留桡骨头的完整。

(2)肘关节脱位(伴有或不伴有冠状突骨折):正如前述,保留肱桡关节的接触有助于在急性期维持肘部稳定。但肘脱位合并桡骨头骨折的大部分病例中,并不发生明显的不稳定和复发性脱位。若桡骨头骨折有移位,需行切开复位内固定手术,应尽量保留桡骨头,并保护和修补后外侧韧带复合体。若切除桡骨头,也应修补外侧韧带复合体,修补过程中应将前臂置于旋前位。术后康复需要限制前臂旋后,根据愈合情况,逐步增加旋后活动范围。若冠状突骨折是小片状骨块,增加屈肘可获得充分的暂时性稳定。若桡骨头不能保留,需行切除术,需仔细评估和观察是否有再脱位可能。若冠状突的主要部分发生了骨折(Regan和MorreyⅢ型),则需进行切开复位内固定手术或对桡骨头骨折进行切开复位内固定手术或对两者均行切开复位内固定手术,以帮助稳定肘关节。若对冠状突骨折块进行切除,同时桡骨头也缺损,则可导致慢性疼痛性肘关节不稳定。

(三)Ⅲ型骨折

广泛粉碎和明显移位的骨折,不合并肘脱位或尺桡骨纵向分离时,可选择早期切除。

合并前臂骨间韧带损伤(Essex-Lopresti 损伤):Ⅲ型骨折中,骨折的粉碎程度常决定了需行切除术,但随后出现了骨支撑的丢失。若需要进行桡骨头切除并且已经完成了手术,即使进行硅胶假体置换,术后数周或数月间仍可继续发生桡骨向近端移位。前臂骨间韧带常发生撕裂,尽管对患肢进行制动,仍不易获得愈合。如肘部疼痛加重,延期行桡骨头切除也可缓解。使用硅胶假体进行置换在理论上有吸引力,但它并不能有效地防止桡骨向近侧端移位。金属假体较硅胶假体有更多的优点。目前多使用组配型金属桡骨头假体,可有效提高肘外翻稳定,临床疗效较为满意。

桡骨头骨折的移位和畸形愈合,大多对肘关节屈曲活动影响很小,主要影响患者前臂的旋转活动。在特殊条件下,对单纯桡骨头骨折的患者,如因并发症或其他原因无法接受手术治疗时,进行早期自主的肘关节活动,患者很大部分的肘关节功能可以保留。桡骨头骨折后长期制动,是造成肘关节僵直的主要原因。

第十一节　肘关节恐怖三联征

一、概述

肘关节恐怖三联征是一种严重的肘关节骨折-脱位损伤,是1996 年 Hotchkiss 将肘关节后脱位同时伴有桡骨头和尺骨冠状突骨折,称为肘关节恐怖三联征。肘关节恐怖三联征不是上述 3 种损伤的简单组合,而是一种严重的复杂肘关节损伤。Armstrong 建议将肘关节恐怖三联征的定义修正为:肘关节脱位同时合并桡骨小头和尺骨冠状突骨折及外侧副韧带损伤,可能还合并内侧副韧带、伸指总肌和屈指总肌止点及肱骨小头和滑车的骨软骨损伤。这样,肘关节恐怖三联征的内涵得到了极大的丰富。肘关节恐怖三联征很大程度上损伤了肘关节的柱的骨性结构和重要的软组织结构,造成了肘关节的极不稳定。

二、损伤机制

肘关节恐怖三联征是肘关节在接近伸直位时,遭受纵轴方向的高能量压缩剪切暴力及旋后外翻应力所导致的肘关节骨性结构的损伤及严重的肘关节周围韧带、关节囊和伸肌总腱的撕裂。属于复杂肘关节骨折脱位的一种,高处坠落和车祸等高能量损伤是常见原因。

三、分型

肘关节恐怖三联征目前没有统一的分型,临床上常使用尺骨冠状突和桡骨小头的骨折分型。Regan 和 Morey 将冠状突骨折分为 3 型。Ⅰ型骨折是单纯的冠状突尖端撕脱;Ⅱ型骨折冠状突损伤＜50％;Ⅲ型骨折冠状突损伤＞50％。桡骨头仍采用改良的 Mason 分型法。

四、临床表现

病史和体格检查对于肘关节恐怖三联征的诊断和处理很重要。病史应包括受伤的机制和严重程度。与常见于老年骨质疏松性患者的低能量损伤相比,高能量损伤通常引起更多的韧带和骨性结构的损伤。损伤机制也很重要,因为它可以让手术医师更好的预测哪些结构发生了损伤。体格检查应该记录神经、血管损伤的症状和体征,或者皮肤和软组织损伤,必须对引起损伤的坠落暴力进行评估。由于患者可能以前并没有被诊断过患有酒精依赖、脑血管疾病、或心律失常等,还要特别关注可能影响治疗选择和引起围术期风险的相关疾病。

体格检查首先要进行视诊。肘关节明显的畸形提示可能存在脱位或骨折。另外,瘀斑的部位可提示损伤的特殊部位,例如,肘关节内侧的瘀斑可能表示内侧副韧带的损伤。要注意皮擦伤、过度肿胀和张力性水泡,因为它们可能会影响手术的时间。最后,要仔细检查是否有开放性伤口,如果存在,则要考虑进行急诊手术。如果患者能忍受疼痛,还要触诊肘关节,检查触痛、骨骼力线和肘关节活动范围,同样可以发现病变的部位。还要检查肘关节远近端关节,特别是下尺桡关节。如果存在桡骨头骨折时不检查腕关节,则可能漏诊骨间膜和下尺桡韧带的损伤,即所谓的 Essex-Lopresti 损伤。如果不进行治疗,这种损伤的预后很差。还要进行仔细的神经系统检查,仔细评估腋神经、肌皮神经、正中神经、尺神经和桡神经的功能。

进行病史采集和体格检查后,平片可以证实肘关节脱位,早期的处理可以在静脉内镇静或全麻下进行闭合复位。复位后,要将前臂处于旋前位、中立位和旋后位并检查肘关节的活动范围,以检测肘关节在各个平面上的稳定性。闭合复位可以减轻疼痛和软组织肿胀,并可以获得更加清晰的 X 线片。复位后,要重新检查神经和血管情况,注意有无改变。

五、诊断和鉴别诊断

总结国内目前的许多文献,许多对肘关节恐怖三联征仍认识不清,通常易与向后孟氏损伤的ⅡA 或ⅡB 型及经鹰嘴的肘关节骨折脱位相混淆,三者的受伤机制及治疗原则是完全不同的。

肘关节恐怖三联征常伴有肘内、外侧副韧带和前臂骨间膜的撕裂,偶尔可合并桡骨和/或尺骨的骨折,下尺桡关节分离等。该损伤中,上尺桡关节多稳定,冠状突骨折绝大多数发生在其高度 50% 以下(即 Regan&Morrey Ⅰ型和Ⅱ型)。强调肘关节前方、内、外侧等重要稳定结构均被破坏,是一种严重的、复杂的损伤。

而向后孟氏损伤 BadoⅡ型中的 Jupiter A 或 B 亚型,即桡骨头脱位为后脱位、尺骨近端骨折位于尺骨滑车切迹部分,包括尺骨鹰嘴,并常累及冠状突。其特点是肱尺关节相对稳定,上尺桡关节脱位;冠状突骨折常较大,多为基底部劈裂(即 Regan & Morrey Ⅲ型)。治疗要点以解剖复位关节面和骨性结构的恢复为主。

"经鹰嘴的肘关节骨折脱位"通常存在肱尺关节破坏,合并的冠状突骨折块通常较大,几乎累及整个冠状突(即 Regan&MorreyⅢ型),很少合并副韧带损伤。治疗要点主要是对尺骨近端骨折进行复位和固定,并尽量解剖复位关节面。这在国外的许多专著和文献中已进行了论述。而我院也曾报告应用内固定治疗尺骨鹰嘴骨折合并肘关节前脱位15例,获得了较好的疗效。

六、治疗

(一)非手术治疗

绝大多数肘关节恐怖三联征的患者需要进行手术治疗以获得肘关节的稳定性,然而,有一些病例可以采用非手术治疗。有学者认为,对肘关节恐怖三联征患者应首先在麻醉下进行复位,复位后若想采取保守治疗,则必须满足以下条件:①肱尺、肱桡关节获得了同心圆性复位;②桡骨头骨折块较小(<25%),或骨折无移位且不影响前臂旋转;③肘关节获得了充分的稳定性,能够在伤后2～3周内开始活动。在急诊室内,在镇定作用下初步复位后,通过透视来评估肘关节的对合程度。如果患者能够忍受疼痛,10天后去除夹板后可以在透视下进行主动活动以判断肘关节的对合程度。肘关节恐怖三联征损伤严重,单纯采取保守治疗外固定而不进行结构重建则很难维持肘关节的稳定性,而过长时间的制动必定导致肘关节的僵硬,所以在临床实际工作中采取保守治疗的机会很少。

采取非手术治疗时,X线片和CT检查应表现为小的无移位或轻度移位的桡骨头或桡骨颈骨折,在前臂旋转或肘关节屈伸时不会引起机械性阻挡。还要通过CT扫描确认冠状突骨折也仅仅是小的冠状突尖的骨折。因而在评估和治疗这些损伤时必须常规进行CT扫描。在这种情况下,这种损伤可以按单纯脱位来治疗。

复位后,推荐早期使用石膏或轻型的纤维玻璃支具屈肘90°位制动7～10天。这有助于肘关节周围肿胀的消退和肌肉张力的恢复。要鼓励患者进行肱二头肌和肱三头肌的等长收缩。前4周要每周进行临床和放射学随访,以保证复位的维持及相关骨折没有移位。

目前还没有最佳的肘关节恐怖三联征的非手术治疗方法。7～

10 天后待肘关节周围肌肉张力恢复后,要开始进行主动活动,休息时使用夹板固定于 90°。4～6 周后,要在晚上使用静态渐进性伸直位夹板帮助伸肘的恢复。在韧带和骨性损伤修复后要开始进行力量训练。

患者年龄过大、对肘部功能要求不高,或同时合并严重的肘关节骨性关节炎或类风湿性关节炎,全身情况差或合并严重的内科疾病不能耐受手术,是手术禁忌证,但也应尽量使肱尺关节脱位获得满意复位,并采取制动措施将患侧肘部制动于功能位,即使将来肘关节发生僵硬,也可保留部分肘部功能。

(二)手术治疗

绝大多数肘关节恐怖三联征损伤都需要进行手术治疗。如果患者的身体条件允许,以下情况可以考虑进行手术治疗:非手术治疗无效,开放伤口和/或神经、血管损伤。治疗目标:①重建肘关节同心圆性中心复位及可靠的稳定性;②允许早期进行功能活动;③争取获得良好的功能疗效;④减少并发症的发生。

基于对肘关节损伤机制、提供肘关节稳定性的主要和次要稳定结构、软组织损伤模式及如何更好地采取手术修复方法的进一步认识,2003 年 Pugh 等提出了治疗肘关节恐怖三联征的手术治疗原则:①对冠状突骨折碎片进行固定;②对桡骨头骨折进行复位固定或采取人工桡骨头置换;③修复外侧副韧带复合体;④采取上述措施后,若肘关节仍存在不稳定者则需要对内侧副韧带 MCL 进行修复和/或使用铰链式外固定架。有学者认为采取上述治疗原则能够有效地充分恢复肘关节的稳定性,并可允许早期功能锻炼,改善最终的功能结果,减少并发症。

1.手术入路的选择

肘关节有多种手术入路,选择何种入路存在争议。选择的因素包括骨折和不稳定的类型、软组织损伤情况和术者的经验。

首先,要选择皮肤切口的部位,可以是内侧、外侧或后方纵切口。2005 年 Pugh 和 McKee 建议采用外侧切口由深至浅依次对冠状突、前关节囊、桡骨头、外侧副韧带复合体、伸肌总腱起点等受损结构进行修复,经缺损或骨折的桡骨头对冠状突骨折进行处理,必要时附加内侧切口。但是,在肘关节恐怖三联征损伤时,后方皮肤切口有一定的优点,它可以同时显露肘关节的内外侧,如果需要内侧入路,可以避免再取内侧皮肤切口。与内外侧皮肤切口相比,后正中皮肤切口对皮神经损伤的风险也更低。另外,后方切口尽管比内外侧切口更长,但在外观方面也更美观,与外侧切口相比更不易看见。后正中切口的缺点是需要剥离很大的内外侧皮瓣,更容易形成积液或血肿。皮瓣坏死也是一种可能的并发症,虽然在新鲜创伤时很少见。

一旦使用后方切口,要游离外侧全层筋膜皮瓣。早期并不需要采用内侧筋膜皮瓣及显露尺神经,因为许多肘关节恐怖三联征损伤可以通过外侧入路获得完全的处理。外侧深层入路要使用尺侧腕伸肌和肘肌间隙(即 Kocher 入路),或者正中劈开指伸总肌,两种入路都可以显露桡骨头和撕裂的 LCL,但为了更好地显露冠状突,目前更倾向于采用纵劈指总伸肌的方法。通常损伤时外上髁部位已完全没有软组织附着,可直接经过软组织破损部位进行显露。

如果从外侧不能完全复位和固定冠状突,或需要修复内侧副韧带解决持续不稳定,或存在尺神经损伤,就需要考虑采用内侧入路。如果尺神经有症状,或很罕见地嵌入关节,则需要进行皮下前置。如果旋前屈肌群没有撕裂,则可以游离或劈开以显露其下方的内侧副韧带和冠状突骨折。

Hotchkiss 描述了在肘关节挛缩松解时使用的内侧过顶入路,该入路也可以更好的显露冠状突。该入路需要劈开旋前屈肌群,并将前半部分与肱肌和前关节囊自肱骨前方游离以显露冠状突骨折。对于更大块的冠状突骨折,则需要自内上髁和内侧副韧带上游离整个旋前屈肌群,以显露整个冠状突和尺骨内侧。

2.冠状突骨折的处理

很多学者都认为在肘关节不稳定的情况下,不论骨折块大小,绝大多数的冠状突骨折都需要进行固定。对骨折块较大的Ⅱ型、Ⅲ型骨折可使用特制的前内侧接骨板固定,或 1～2 枚克氏针或螺钉自后向前把持固定;对骨块较小的Ⅰ型骨折,则可在冠状突基底进行钻孔,用不可吸收缝线将小骨折片以"套索"方式缝合固定于冠状突基底上;而对于粉碎骨折,通常应尽可能对其中最大的骨折块进行固定,尽量恢复冠状突的前方支撑结构,以阻止发生肘关节后脱位。

桡骨头骨折需要进行修复或者置换时,通常可以使用外侧入路通过桡骨头缺损部位固定冠状突。在这种情况下,可以使用导向器从尺骨皮下缘精确钻两个孔通过冠状突骨折基底,或者可以将指尖放在冠状突的骨折部位徒手钻孔。使用不可吸收缝线缝合前关节囊,并环扎小的冠状突骨折块或在大的骨折块上钻孔并穿过。充分显露对使用该技术很重要,需要从肱骨外髁上剥离伸肌总腱的前半部分以进一步显露。

附着于冠状突骨折块上的前关节囊不要剥离,这样可以增强稳定性。可以使用缝线穿过设备通过两个钻孔将缝线穿过,然后将肘关节复位后系紧缝线,并使用2枚或2枚以上细的克氏针自后向前进行固定。如果冠状突骨折块较大,则可以使用直径小的空心钉从后往前逆向固定。冠状突基底部骨折在肘关节恐怖三联征时很少见,可以在尺骨前内侧或纯内侧放置接骨板进行固定。

3.桡骨头骨折的处理

肘关节外翻稳定性的30%由桡骨头提供,如果在内侧副韧带完整的情况下切除桡骨头,则肘关节在外翻应力下不会发生半脱位;但在复杂肘关节损伤造成内侧副韧带功能不全时,则维持桡骨头的完整性就显得尤为重要。处理桡骨头骨折时可以选择骨折块切除、切开复位内固定和桡骨头置换术(图3-39)。

若骨折块仅有1～2块(MasonⅠ、Ⅱ型),应尽最大努力进行复位,以保留桡骨头的完整性,可采取Herbert螺钉等微型螺钉进行固定,并将其尾端完全埋入关节面下。如果同时伴有桡骨颈骨折,则可选用微型T形接骨板或支撑进行固定,并注意将内固定物置放在桡骨头的非关节面区亦即"安全区",此区域可通过术中被动旋转前臂来观察确定,以防止内固定物影响前臂旋转。桡骨颈的解剖复位至关重要:如果固定后有成角畸形,则可产生"凸轮"作用,即桡骨以偏心方式围绕更大的旋转弧进行旋转,将导致前臂旋转功能受限;如果桡骨颈短缩,则可导致肘关节外侧支撑不足而产生外翻不稳定。对于骨折块较小(小于桡骨头的25%),不能采取固定时,则可以考虑将其切除,剩余的桡骨头置于原位。目前建议对非粉碎的桡骨头/颈骨折采用埋头螺钉固定,可避免接骨板与环状韧带发生摩擦,影响前臂旋转,而对于有3块或3块以上骨折块的粉碎骨折,则建议直接行桡骨头置换,而不建议采用接骨板固定。

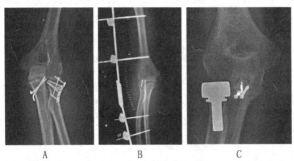

图3-39　桡骨头和冠状突骨折的不同处理方法

桡骨头可采用螺钉、接骨板、人工桡骨头等方法进行处理,冠状突骨折可采用克氏针、螺钉、缝合前关节囊等方法进行处理 A.桡骨头板钉固定,冠状突克氏针固定;B.桡骨头骨折行螺钉固定,冠状突骨折采用缝合关节囊治疗,然后以外固定架撑开关节;C.桡骨头骨折行桡骨头置换,冠状突骨折行螺钉固定

当骨折严重粉碎(3块或以上,MasonⅢ型)、关节面压缩、软骨损伤严重等确实不能采取复位固定时,则可采取桡骨头切除、一期金属桡骨头假体置换。有许多种可用的假体,但更常使用组合型假体,因为它可以让术者自由调整桡骨头和干的直径与高度,以达到最佳效果。要根据切除的桡骨头来选择桡骨头假体的大小,假体的高度也应与切除骨块的高度相一致,避免置入的桡骨头假体太高。假体应位于上尺桡关节的近端水平,即冠状突尖下方约2 mm。

许多学者特别强调,在肘关节恐怖三联征的治疗中禁忌采取单纯的桡骨头切除术。在内侧副韧带损伤时,桡骨头对于外翻稳定性十分重要,桡骨头可以在冠状突缺损时对抗肘关节向后脱位,还可以使修复的外侧副韧带紧张，以对抗内翻和后外侧旋转不稳定。许多学者报道在肘关节恐怖三联征时切除桡骨头的并发症发生率很高。

4.韧带的修复

修复骨性结构后，要评估韧带结构。肘关节外侧副韧带复合体，尤其是外侧尺骨副韧带（LUCL）通常自外上髁止点撕脱。外侧副韧带的实质部撕裂或完全撕脱并不常见。可在肱骨远端进行钻孔，以不可吸收缝线将其缝合固定，或以"缝合锚"固定。要成功进行等轴修复，最重要的是在肘关节的旋转中心进行缝合，即外上髁上肱骨小头圆弧的中心点。有学者更推荐经骨穿孔技术，因为它可以坚强固定，并连续缝合外侧副韧带和伸肌总腱保持张力。如果内侧副韧带完整，要在前臂旋前位修复外侧副韧带；然而，如果内侧副韧带损伤，可以在前臂旋后位修复外侧副韧带，以避免外侧修复过紧使肘关节内侧张口。因为外侧副韧带是等轴的，可以在屈肘 90° 位进行修复，这是术中最便利的体位。

急性损伤者，因局部组织活性好通常可直接修复，目前更倾向于修复后结合铰链式外固定架治疗，以便在为肘关节提供稳定的同时允许进行早期功能锻炼，但对于陈旧损伤者仍可以考虑采取自体肌腱移植重建外侧韧带。

修复冠状突、桡骨头和外侧副韧带后，要在透视下检查肘关节的稳定性，要在前臂旋后、中立位和旋前位屈伸活动肘关节。文献报道，如果在前臂旋转的一个或多个位置时，肘关节在伸直差 30° 到完全屈曲的范围内都能对位良好，则没有必要修复内侧副韧带。30°可以作为一种指导，需要进一步的临床和生物学研究来决定在肘关节恐怖三联征时修复内侧副韧带的指征。如果仍然存在不稳定，就应该使用缝合锚或经骨穿孔缝合修复内侧副韧带，要在内上髁上钻孔，并特别注意保护尺神经。

5.铰链式外固定架的应用

通常，在修复或置换桡骨头、并修复冠状突、内外侧副韧带后，即使在术中获得了稳定性，也应使用石膏或夹板制动 2～3 周，以保护软组织和骨性结构的修复，从而无法进行早期活动。既往大多学者认为在修复骨性结构和韧带后若肘关节仍存在不稳定,才考虑采用铰链式外固定架。但目前在积水潭医院,通常在修复骨性结构和韧带后,常规应用铰链式外固定架,不仅可以维持肘关节的同心圆复位和稳定性,保护粉碎的骨性结构和修复的韧带,还可以撑开关节面,并允许早期功能锻炼,疗效较前明显改善。对于一部分骨折较小的不稳定患者,有学者还采取了闭合外固定架进行治疗,术后第2天即可开始活动,避免了长期制动引起肘关节僵硬的风险。特别是对于冠状突粉碎骨折或桡骨头骨折固定不牢固,可以使用铰链式外固定架来保护,撑开关节间隙,避免骨折部位的剪切应力。尤其是在行翻修术的陈旧损伤患者,更能够凸显这种外固定架的优势。在肘关节极度不稳定时,还可以使用克氏针经关节固定肱尺关节,3周内即要早期去除斯氏针,进行功能训练。

第十二节　尺、桡骨干双骨折

一、受伤机制

(一)直接暴力

直接致伤因素,作用于前臂,骨折通常基本在同一水平。

(二)间接暴力

多为跌倒致伤,由于暴力传导,骨折水平多为桡高尺低,常为短斜形。

(三)其他致伤因素

如暴力碾压、扭曲等,多为多段骨折,不规则,且伴不同程度软组织损伤。

二、分型

常用的 AO 分型如图 3-40 所示。

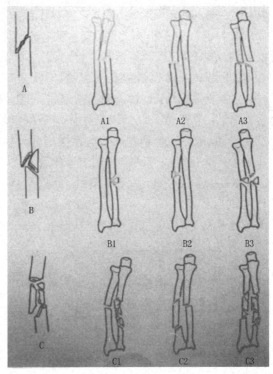

图 3-40　骨折的 AO 分型

A 型:简单骨折;B 型:楔形骨折;C 型:粉碎性骨折

三、治疗原则

闭合复位外固定:用于移位不明显的稳定性前臂双骨折。传统的复位标准,桡骨近端旋后畸形<30°,尺骨远端的旋转畸形<10°,尺、桡骨成角畸形<10°。桡骨的旋转弓应恢复。不稳定的前臂双骨折或稳定性的骨折,闭合复位失败,骨折再移位及伴有其他神经、血管并发症的,应行切开复位内固定。

(一)钢板螺钉内固定

主要是根据 AO 内固定原则发展的内固定系统,用于前臂双骨折的治疗,明确提高了骨折的治疗水平,提高了愈合率,达到早期功能锻炼及恢复的目的。

(二)髓内固定系统

用于前臂双骨折的治疗,最初应用是 20 世纪 30 年代的克氏针内固定,20 世纪 40 年代以后,较广泛流行的有 Sage 设计的髓内系统,至目前发展到较成熟的带锁髓内钉固定系统。虽然目前带锁髓内钉固定系统用于前臂骨折,意见仍不统一,特别是对于桡骨的髓内固定,但对于尺骨的髓内固定效果目前是比较肯定的。

满意有效的内固定必须能牢固地固定骨折,尽可能地完全消除成角和旋转活动。我们认为用牢固的带锁髓内钉或 AO 加压钢板均可达到此目的。而较薄的钢板,如 1/3 环钢板及单纯圆形可预弯的髓内钉效果欠佳。手术时选用髓内钉或钢板,主要根据各种具体情况来确定。每种器械均有其优点和缺点,在某些骨折中使用其中一种可能比另一种更易成功。在许多尺、桡骨骨折中,用钢板或髓内钉均能得到满意的效果,究竟选用哪一种则主要根据外科医师的训练和经验。

AO 加压钢板内固定系统已应用多年,业内比较熟悉,这里不再赘述。而髓内钉固定,特别是前臂髓内钉固定系统,近几年有重新流行的趋势。使用髓内钉固定时,其长度或直径的选择、手术方法和术后处理的不慎都可导致不良的后果,这里着重讨论一下。

根据文献,最早广泛使用的前臂髓内钉系统是由 Sage 于 1959 年研制成功的,他曾对 120 具尸体桡骨做解剖,并对 555 例使用髓内固定治疗的骨折进行了详细回顾。根据他的设计,预弯的桡骨髓内钉可以保持桡骨的弧度,三角形的横断面可以防止旋转不稳定。桡骨和尺骨 Sage 髓内钉的直径足以充满髓腔,能够做到牢固地固定。虽然在某些医疗机构传统的 Sage 髓内钉仍在应用,但根据 Sage 的研究和临床经验,目前又有更新的髓内钉系统设计应用于临床。

(三)前臂骨折应用髓内钉固定的适应证

(1)多段骨折。

(2)皮肤软组织条件较差(如烧伤)。

(3)某些不愈合或加压钢板固定失败的病例。

(4)多发性损伤。

（5）骨质疏松患者的骨干骨折。

（6）某些Ⅰ型和Ⅱ型开放性骨干骨折病例（使用不扩髓髓内钉）。

（7）大范围的复合伤在治疗广泛的软组织缺损时，可使用不扩髓的尺骨髓内钉作为内部支架，用以保持前臂的长度。

几乎所有前臂的骨干骨折均可应用髓内钉治疗（图 3-41）。这些骨折都可使用闭合髓内穿钉技术，同样的方法目前在其他长骨干骨折应用已很成熟。

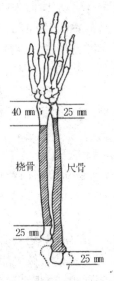

40 mm　25 mm

桡骨　尺骨

25 mm

25 mm

图 3-41　尺、桡骨骨折适用髓内钉的骨折部位

前臂骨折应用髓内钉固定的禁忌证：①活动性感染。②髓腔<3 mm。③骨骺未闭者。

包括 Sage 髓内钉在内，有多种不同的前臂髓内钉固定系统，这些器械均可用于闭合性骨折的内固定。髓内钉优于加压钢板之处为：①根据使用的开放或闭合穿钉技术，只需要少量剥离或不剥离骨膜。②即使采用开放穿钉技术，也只需要一个较小的手术创口。③使用闭合穿钉技术，一般不需要进行骨移植。④如果需要去除髓内钉，不会出现骨干应力集中所造成的再骨折。同加压钢板和螺丝钉固定不一样,髓内钉固定的可屈曲性足以形成骨旁骨痂。正如Sage 所推荐的那样,所有需要切开复位的骨干骨折都应做骨移植,通常使用钻和扩髓器时即能获得足够的用于移植的骨材料,因此不需另外采取移植骨。无论使用哪一种髓内钉系统,尺骨钉的入口都是在尺骨近端鹰嘴处。桡骨的钉入口根据钉的不同设计有所不同,其原则是根据钉设计的弧度、预弯等情况加以调整。如 Sage(C)桡骨内钉在桡侧腕长伸肌腰和拇短伸肌腰之间的桡骨茎突插入。Sight(B) 桡骨髓内钉则在 Lister 结节的桡侧腕伸肌腰下插入。Ture-Flex 和 SST(A)桡骨髓内钉的插入口是在 Lister 结节的尺侧拇长伸肌腱下(图 3-42)。所有桡骨髓内钉均应正确插入,并将钉尾埋于骨内,防止发生肌腱磨损和可能的断裂。

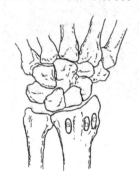

图 3-42 桡骨骨折采用髓内钉固定时,根据不同钉设计的进针点(a、b、c)调整

四、前臂开放骨折

对前臂开放性骨折的治疗原则是不首先做内固定,我们认为以创口冲洗和清创为最初治疗时,并发症较少。这样做能使创口的感染显著降低,或者愈合。如果创口在 10～14 天愈合,即可做适当的内固定。

Anderson 曾报道过采用这种延迟切开复位和加压钢板做内固定的方法治疗开放性骨折的经验。在采用这个方法治疗的 38 例开放性骨折中,没有发生感染。在许多 Gustilo Ⅰ型、Ⅱ型创口中,能够在早期做内固定,而无创口愈合问题。但我们认为延迟固定会更安全。对于单骨骨折,由于延迟内固定骨折重叠所造成的挛缩畸形一般切开后即可复位(图 3-43)。对有广泛软组织损伤的前臂双骨折,为了避免短缩畸形,并方便软组织处理,需要进行植皮等治疗时,可采用外固定支架、牵引石膏,进行整复和骨折的固定,如果软组织损伤范围较大,必须进行皮肤移植和后续的重建治疗,而这些治疗措施又不能通过外固定支架、牵引石膏的窗口完成时,可采用髓内钉来固定前臂。只有通过外固定或内固定方法,使前臂稳定后,才能进行皮肤移植和其他软组织手术。

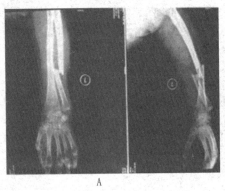 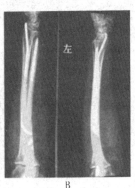

图 3-43　前臂开放骨折
A:外伤致尺、桡骨中远端双骨折;B:尺、桡骨骨折髓内钉复位及固定情况

目前,对开放性前臂骨折的治疗趋势为立即清创、切开复位和内固定。有人曾报道,对103 例Gustilo Ⅰ型、Ⅱ或ⅢA 型前臂开放性骨干骨折,采用立即清创和加压钢板及螺丝钉固定治疗,其中 90%效果满意。但ⅢB 型和ⅢC 型损伤采用此法治疗,疗效不佳,一般用外固定治疗。

第十三节　桡骨远端骨折

桡骨远端骨折是指距桡骨远端关节面 3 cm 以内的骨折,这个部分是松质骨和密质骨交界处,是解剖薄弱的区,较易发生骨折,桡骨远端骨折常见,约占全身骨折总数的 1/6。骨折无人种差异,双峰分布:5~14 岁为关节内骨折,60~69 岁为关节外骨折。

尺桡骨远端三柱理论 桡侧柱为桡骨远端外侧半,包括舟骨窝和桡骨茎突,对于桡侧的腕骨具有支撑作用,一些稳定腕关节的韧带也起自于此。中柱为桡骨远端的内侧半,包括关节面的月状窝(与月骨相关节)和乙状切迹(与尺骨远端相关节)。通常情况下负荷,来自月骨的负荷经由月骨窝传递到桡骨。尺侧柱包括尺骨远端、三角纤维软骨和下尺桡关节,承载来自尺侧腕骨及下尺桡关节的负荷,具有稳定作用。

一、致伤机制

多为间接暴力引起。跌倒时,手部着地,暴力向上传导,发生桡骨远端骨折。多发于中、老年人,与骨质量下降因素有关。而年龄大于 60 岁的老年人常合并骨质疏松,因此桡骨远端骨折多继发于摔伤等低能量损伤,年轻患者则多继发于交通事故、运动损伤等高能量损伤。

二、临床表现

(1)外伤史明确。

(2)患者伤后出现腕关节疼痛、活动受限。骨折移位明显时,桡骨远端骨折可出现典型的"餐叉手""枪刺手"畸形。

(3)检查腕部肿胀,有明显压痛,腕关节活动明显受限,皮下可出现瘀斑,尺桡骨茎突关系异常,则提示桡骨远端骨折。如果腕部有骨擦音、异常活动,不要反复尝试诱发骨擦音,以免引起神经和血管损伤。

(4)腕部神经、血管肌腱损伤发生率不高,但需充分重视。骨折向掌侧移位可能导致正中神经、桡动脉等损伤。骨折向背侧移位可能导致伸肌腱卡压。

(5)注意患者的全身情况及其他合并伤。

三、骨折诊断与分类

(一)Melone 分类法(按冲模损伤机制)

1984 年,Melone 认为与 Neer 的肱骨近端骨折分型相似,根据桡骨远端的骨干、桡骨茎突、背侧中部关节面及掌侧中部关节面这 4 个部分的损伤情况,将桡骨远端骨折分为 5 型。这一分型较好体现了桡骨远端关节面的月骨窝完整状态。

Ⅰ型:关节内骨折,无移位或轻度粉碎性,复位后稳定。

Ⅱ型:内侧复合部呈整体明显移位,伴干骺端粉碎和不稳定(冲模骨折)。

ⅡA 型:可复位。

ⅡB 型:不可复位(中央嵌入骨折)。

Ⅲ型:同Ⅱ型,伴有桡骨干蝶形骨折。

Ⅳ型:关节面呈横向劈裂伴旋转,常见严重软组织及神经损伤。

Ⅴ型:爆裂骨折,常延伸至桡骨干。

(二)Cooney 分类法

Cooney 按 Gartland 和 Werley 分类法结合骨折发生于关节外或关节内、稳定或不稳定,将桡骨远端骨折分为 4 型。

Ⅰ型:关节外骨折,无移位。

Ⅱ型:关节外骨折,移位;ⅡA:可整复,稳定;ⅡB:可整复,不稳定;ⅡC:不能整复。

Ⅲ型:关节内骨折,无移位。

Ⅳ型:关节内骨折,移位;ⅣA:可整复,稳定;ⅣB:可整复,不稳定;ⅣC:不能整复;ⅣD:复杂性骨折。

(三)Frykman 分类法

1937 年,Frykman 根据桡骨远端骨折是关节内还是关节外、是否伴有尺骨茎突骨折将其分为 8 型。

Ⅰ型:关节外骨折。

Ⅱ型:关节外骨折伴尺骨茎突骨折。

Ⅲ型:桡腕关节受累。

Ⅳ型:桡腕关节受累伴尺骨茎突骨折。

Ⅴ型:下尺桡关节受累。

Ⅵ型:下尺桡关节受累伴尺骨茎突骨折。

Ⅶ型:下尺桡、桡腕关节受累。

Ⅷ型:下尺桡、桡腕关节受累伴尺骨茎突骨折。

(四)Frykman 分类

将桡腕关节和尺桡关节各自受累情况结合起来分类,其型数越高,骨折越复杂,功能恢复越困难。由于该分型缺乏显示骨折移位程度或方向、背侧粉碎程度及桡骨短缩,对预后并无帮助。

Fernandez(1993)分类法(按损伤机制)Fernandez 提出基于力学特点的分类系统,以利于发现潜在的韧带损伤。

Ⅰ型:屈曲损伤,张应力引起干骺端屈曲型骨折(Colles 和 Smith 骨折),伴掌倾角丢失和桡骨短缩(DRUJ 损伤)。

Ⅱ型:剪切损伤,引起下尺桡关节面骨折(Barton 骨折、桡骨茎突骨折)。

Ⅲ型:压缩损伤,关节面压缩,不伴有明显的碎裂,包括有明显骨间韧带损伤的可能性。

Ⅳ型:撕脱损伤,由韧带附着引起的骨折(桡骨和尺骨茎突骨折)。

Ⅴ型:高能量所致Ⅰ～Ⅳ型骨折伴明显软组织复合伤。

(五)人名分类法

以人名命名的骨折目前仍在使用,但不能包含桡骨远端的各种骨折类型,且易引起混淆。

1.Colles 骨折

Colles 骨折是最常见的骨折,桡骨远端、距关节面 2.5 cm 以内的骨折,伴远侧骨折断端向背侧移位和向掌倾成角。1814 年由 Abraham Colles 详细描述,因此以他的名字命名为 Colles 骨折。骨折常涉及桡腕关节和下尺桡关节,常合并尺骨茎突骨折。

2.Smith 骨折

1847 年 Smith 首先详细描述了与 Colles 骨折不同特点的桡骨下端屈曲型骨折,又称为 Smith 骨折,也称反 Colles 骨折。

3.Barton 骨折

桡骨远端关节面骨折,常伴有脱位或半脱位,1938 年由 Barton 首先描述,又称为 Barton 骨折。

Barton 骨折与 Colles 骨折、Smith 骨折的不同点在于脱位是最多见的。也有学者将 Barton 骨折归入 Colles 骨折,将反 Barton 骨折归入 Smith 骨折中的 Thomas Ⅲ 型。

(六)AO 分类、分型

桡骨远端骨折共分 A、B、C 三大类,每类有 3 个组,每组又分 3 个亚组。

关节外骨折 A 型,包括 A1 型:孤立的尺骨远端骨折;A2 型:桡骨远端骨折,无粉碎、无嵌插;A3 型:桡骨远端骨折,粉碎、嵌插。

简单关节内骨折 B 型,包括 B1 型:桡骨远端矢状面骨折;B2 型:桡骨远端背侧缘骨折;B3 型:桡骨远端掌侧缘骨折。

复杂关节内骨折 C 型,包括 C1 型:关节内简单骨折(2 块),无干骺端粉碎;C2 型:关节内简单骨折(2 块),合并干骺端粉碎;C3 型:粉碎的关节内骨折。

四.并发症

桡骨远端骨折可累及位于腕关节周围的正中神经、尺神经和桡神经感觉支,引起相应的症状,有时会引起反射性交感神经营养不良(Sudeck 骨萎缩)。部分患者可出现肌腱的原始或继发损伤,其中以伸拇长肌腱发生率最高。老年患者长时间外固定后可出现肩手综合征。晚期各种原因造成复位不良或复位后再移位未能纠正,常导致腕关节创伤性关节炎。

不稳定的桡骨远端骨折还常出现畸形愈合,如果影响腕关节活动并导致疼痛,则需要手术治疗。手术方法包括桡骨远端截骨楔形植骨矫形术、尺骨小头切除术、尺骨短缩术等。

五、治疗

(一)非手术治疗

手法复位外固定为主要的治疗方法。桡骨远端屈曲型骨折复位手法与伸直型骨折相反。由于复位后维持复位位置较困难,因此宜在前臂旋后位用长臂石膏屈肘 90°固定 5～6 周。复位后若极不稳定,外固定不能维持复位者,则需行切开复位接骨板或克氏针内固定。

(二)手术治疗

对于复杂骨折类型且对功能要求较高的患者建议手术治疗。关节镜辅助复位＋外固定或内固定,切开复位内固定术。手术治疗的目的是恢复下尺桡关节的正常解剖关系,恢复桡骨下端关节面的完整性。

(三)手术适应证

严重粉碎性骨折,移位明显,桡骨远端关节面破坏;不稳定骨折手法复位失败,或复位成功,外固定不能维持复位及嵌插骨折,导致尺、桡骨远端关节面显著不平衡者。

(四)内固定手术方式的选择

钉板系统内固定术,于桡骨掌侧置入单接骨板或掌背两侧置入双板或三板(附加桡骨茎突的单独板钉固定)固定骨折,尤其对于 C 3 型复杂的粉碎性骨折,单板虽然能固定干骺端的骨折,但缺少对关节骨块的有效把持,骨块易发生向板对侧的移位,掌背侧联合固定,通过对板加强了对关节骨块的固定。

有限切开、克氏针联合外固定支架固定术的指征:①开放的桡骨远端骨折。②极度粉碎,内固定无法达到稳定固定的骨折。③临时固定。

第四章

下 肢 损 伤

第一节 髋关节脱位

作为一种典型的杵臼关节,髋关节是由髋臼与股骨头两者紧密匹配而构成的,髋臼横韧带横架于髋臼切迹之上,两者围成一孔,其中有神经、血管通过。髋关节关节囊厚而坚韧,上端附于髋臼的周缘和髋臼横韧带上,下端止于转子间线与转子间嵴的内侧。同时髋关节周围又有坚强的肌群支持,故而需要有强大的暴力才会引起髋关节脱位。

按股骨头与髋臼脱位后的位置可分为前脱位、后脱位和中心脱位,其中以后脱位最为常见。

一、髋关节后脱位

作为最常见的脱位方式,髋关节后脱位占全部髋关节脱位的85%～90%。

(一)受伤机制

大多数该类脱位发生于交通事故。事故发生时,患者的体位处于屈膝屈髋位,而股骨则有轻度的内旋,当膝部受到股骨长轴方向的暴力时,股骨头即从髋关节囊的后下部薄弱区脱出,造成髋关节后脱位。

(二)分类

按有无合并骨折可以分成以下5种类型。

(1)第 1 型:无骨折或只有小片骨折的单纯性髋关节后脱位。

(2)第 2 型:髋臼后缘有单块大骨折片。

(3)第 3 型:髋臼后缘有粉碎性骨折。

(4)第 4 型:髋臼缘、髋臼壁存在骨折。

(5)第 5 型:合并股骨头骨折。

(三)临床表现与诊断

(1)通常有明确的高能量外伤史,如车祸或从高处坠落。

(2)髋关节活动明显受限甚至不能活动,局部疼痛明显。

(3)患肢缩短,呈屈曲、内收、内旋畸形。

(4)患者臀部可触及脱出的股骨头,患肢大转子上移(图 4-1)。

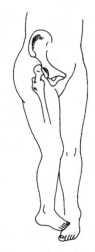

图 4-1　髋关节后脱位典型畸形

(5)影像学检查:X 线检查可了解脱位情况及有无骨折,必要时行 CT 检查明确骨折移位情况。

(6)部分患者合并坐骨神经损伤,但其中大部分为挫伤,8～12 周后症状会自行缓解。但也有一部分病例,脱出的股骨头或骨折块持续压迫,使坐骨神经得不到缓解,继而出现不可逆的病理变化。

(四)治疗

1.第 1 型的治疗

(1)复位:任何脱位在复位时皆需要肌肉松弛,如患者因疼痛肌肉紧张,便需要在全身麻醉或椎管内麻醉下进行手法复位。尽早复位意义重大,特别是在脱位最初的 24～48 小时,是复位的黄金时期,而在临床上,提倡尽可能在 24 小时内完成复位,48～72 小时后再行复位十分困难,且关节功能减退等并发症亦会加重。常用的复位方法为提拉法(Allis 法)。患者仰卧于地上,助手蹲下按住髂嵴固定骨盆。术者面对患者站立,先使髋关节及膝关节各屈曲至 90°,术者双手握住患者的腘窝做持续牵引,如患者下肢强壮,术者也可以用前臂的上段套住腘窝做牵引,待肌肉松弛后略做外旋,便可以使股骨头还纳。可明显感到弹跳与响声,提示复位成功。复位后髋关节畸形消失,关节活动及双下肢长度恢复。本方法简便、安全,临床上最为常用。

(2)固定、功能锻炼:髋关节复位后需要用绷带将双踝暂时捆在一起,固定患肢,髋关节伸直位下将患者移至床上,患肢做皮肤牵引或穿"丁"字形鞋 2～3 周,无须做石膏固定。卧床期间做股四头肌收缩动作。2～3 周后开始活动关节,4 周后扶双拐下地活动,3 个月后可完全负重。

2.第 2～5 型的治疗

对于复杂性后脱位病例,目前在治疗方面还有争论,但考虑到合并有关节内骨折,日后产生创伤性骨关节炎的机会明显增多,因此,主张早期切开复位与内固定。

二、髋关节前脱位

(一)受伤机制

髋关节前脱位较为少见,引起髋关节前脱位主要有两种暴力。一是当交通事故发生时,患者髋关节在外展,膝关节处于屈曲位,并顶于前排椅背上,急刹车时膝部受力,股骨头即从髋关节囊前方内下部分薄弱区穿破脱出。二是高空坠落伤,股骨在外展、外旋下受到直接暴力。

(二)分类

前脱位可分成闭孔下脱位、髂骨下脱位与耻骨下脱位。

(三)临床表现与诊断

有高能量外伤史。患肢呈外展、外旋和屈曲畸形(图 4-2),根据典型的畸形表现,不难区分前脱位和后脱位。腹股沟处可触及股骨头。X 线可以辅助明确诊断。

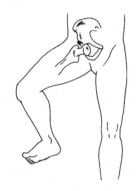

图 4-2　髋关节前脱位典型畸形

(四)治疗

(1)复位。在全身麻醉或椎管内麻醉下行手法复位,以 Allis 法最为常用。患者仰卧于手术台上,术者握住患肢腘窝部位,使髋轻度屈曲并外展,沿着股骨的纵轴给予持续牵引;助手立在对侧以双手按住大腿上 1/3 的内侧面与腹股沟处施加压力。术者在牵引下内收及内旋股骨,可以完成复位。不成功还可以再试一次,两次未成功需考虑切开复位。手法复位不成功往往提示前方关节囊有缺损或有卡压,多次暴力复位易引起股骨头骨折。

(2)固定和功能锻炼均同髋关节后脱位。

三、髋关节中心脱位

(一)受伤机制

髋关节中心脱位伴有髋臼骨折。多数是来自侧方的暴力,直接撞击在股骨大粗隆位置,使股骨头水平向内移动,穿过髋臼内侧壁进入盆腔。如果下肢处于内收位,则股骨头向后上方移动,产生髋臼后壁骨折;如下肢处于轻度外展与外旋,则股骨头向上方移动,产生髋臼爆破型粉碎性骨折,此时髋臼的各个位置都有破坏。

(二)分型

(1)第 1 型:单纯髋臼内侧壁骨折(耻骨部分),股骨头脱出于骨盆腔内可轻可重。

(2)第 2 型:后壁有骨折(坐骨部分),股骨头向后方脱出可有可无。

(3)第 3 型:髋臼顶部有骨折(髂骨部分)。

(4)第 4 型:爆破型骨折,髋臼全部受累。

(三)临床表现与诊断

(1)存在高能量暴力外伤史。

(2)后腹膜间隙内出血甚多,甚至存在失血性休克。

(3)髋部肿胀、疼痛、活动障碍;大腿上段外侧方往往有大血肿;肢体缩短情况取决于股骨头相对髋臼脱出的程度。

(4)一部分病例合并有腹部内脏损伤。

(5)X 线检查可以了解伤情,CT 检查可以对髋臼骨折程度进行诊断。

(四)治疗

由于髋关节中心性脱位多合并低血容量性休克及腹部内脏损伤,必须及时处理。第 1 型中股骨头轻度内移者,可不必复位,短期皮肤牵引即可。股骨头内移较明显的,需用股骨髁上骨牵引,但常难奏效,最好做大转子侧方牵引(图 4-3)。一般牵引 4～6 周,床旁拍片核实复位情况,12 周后方能负重。髋臼骨折复位不良者、股骨头不能复位者及合并有股骨骨折者都需要切开复位,用螺丝钉或特殊钢板做内固定。第 2～3 型脱位,髋臼损毁明显,治疗比较困难。一般主张做切开复位内固定。第 4 型病例,髋臼损毁严重往往会发生创伤性骨关节炎,必要时可施行关节融合术或全髋置换术。

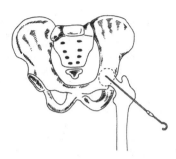

图 4-3 髋关节中心脱位螺钉钻入侧方牵引复位法

第二节 膝关节脱位

膝关节为屈戊关节,由股骨下端及胫骨上端构成,两骨之间有半月软骨衬垫,向外约有15°的外翻角。膝关节的主要功能是负重和屈伸运动,在屈曲位时,有轻度的骨外旋及内收外展活动。膝关节的稳定主要依靠周围的韧带维持。内侧副韧带和股四头肌对稳定膝关节有相当作用。膝关节因其结构复杂坚固、关节接触面较宽,因此在一般外力下很难使其脱位,其发生率仅占全身关节脱位的0.6%。如因强大的外力而造成脱位时,则必然会有韧带损伤,而且可发生骨折,乃至神经、血管损伤。合并腘动脉损伤时,如诊治不当,则有导致下肢截肢的危险。根据其脱位的方向,可分为膝关节前脱位、膝关节后脱位、膝关节内脱位、膝关节外脱位。

一、膝关节前脱位

(一)病因与发病机制

暴力来自前方,直接作用于股骨下段,使膝关节过伸,股骨髁的关节面沿胫骨平台向后急骤旋转移位,突破后侧关节囊,而使胫骨脱位于前方,形成膝关节前脱位。

(二)诊断

膝关节肿胀严重,疼痛,功能障碍,前后径增大,髌骨下陷,膝关节处微屈曲位,畸形,弹性固定,触摸髌骨处空虚,腘窝部丰满,并可触及股骨髁突起于后侧,髌腱两侧可触及向前移位的胫骨平台前缘。X线检查:侧位片见胫骨脱位于股骨前方(图 4-4)。

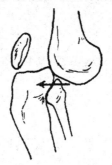

图 4-4　膝关节前脱位

依据外伤史、典型临床表现,结合 X 线检查,可以确诊。要了解是否合并有撕脱性骨折,检查远端动脉搏动情况,以判断腘窝血管是否受伤,同时需要检查足踝运动和感觉情况,判断是否合并神经损伤。

(三)治疗

1.手法复位外固定

一般采用手法整复外固定。方法:患者仰卧,一助手环抱大腿上段,一助手牵足踝上下牵引。术者站患侧,一手托股骨下段向上,即可复位(图 4-5)或术者两手四指托腘窝向前,两拇指按胫骨向后亦可复位。当脱位整复后,助手放松牵引,术者一手持膝,一手持足,将膝关节屈曲,再伸直至 15°左右,然后从膝关节前方两侧,仔细检查关节是否完全吻合,检查胫前、后动脉搏动情况,检查足踝运动和感觉情况等。

复位后,用长直角板或石膏托将患膝固定于 10°～20°伸展位,中立,股骨远端后侧加垫,3 周后开始做膝关节主动屈曲,股四头肌自主收缩锻炼,4 周后解除外固定,可下床活动。

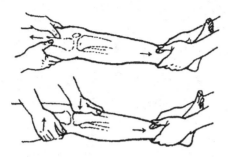

图 4-5　膝关节前脱位复位法

2.手术治疗

膝关节前脱位最易造成血管损伤,合并有腘动脉损伤者应立即进行手术探查。如果关节囊撕裂,韧带断裂嵌夹于关节间隙,或因股骨髁套锁于撕裂的关节囊裂孔而妨碍复位时,也应手术切开复位,修复损伤的韧带。合并髁部骨折者也应及时手术撬起塌陷的髁部,并以螺栓、拉力螺丝或特制的 T 形钢板固定,否则骨性结构紊乱带来的不稳定将在后期给患者造成很大困难。

二、膝关节后脱位

(一)病因与发病机制

多是直接暴力从前方而来,作用于胫骨上端,使膝关节过伸,胫骨平台向后脱出,形成膝关节后脱位。

(二)诊断

1.临床表现

膝关节肿胀严重,疼痛剧烈,功能障碍。膝关节前后径增大,似过伸位,胫骨上端下陷,皮肤有皱褶,畸形明显,呈弹性固定,触摸髌骨下空虚,腘窝处可触及胫骨平台向后突起,髌腱两侧能触到向前突起的股骨髁。X 线检查:侧位片可见胫骨脱于股骨后方(图 4-6)。

2.诊断依据

依据外伤史,典型症状,畸形,一般即可确定诊断。但需拍 X 线片,诊查是否合并撕脱性骨折。另外要检查胫前、后动脉搏动情况,判断腘窝血管是否受伤。检查足踝的主动运动和感觉情况,判断神经是否损伤。

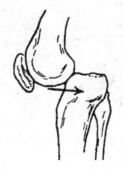

图 4-6　膝关节后脱位

（三）治疗

常采用手法整复外固定，方法是患者仰卧，一助手牵大腿部，一助手牵患肢踝部，上下牵引。术者站于患侧，一手托胫骨上段向前，一手按股骨下段向后，即可复位（图 4-7）。

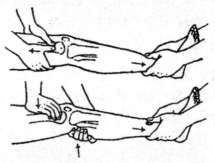

图 4-7　膝关节后脱位复位法

复位后，用长直角夹板或石膏托固定。在胫骨上面后侧加垫，将膝关节固定在 15°左右的伸展中立位。3 周后开始做屈伸主动锻炼活动和股四头肌自主收缩活动。4 周后解除固定，下床锻炼。本病固定应特别注意慢性继发性半脱位，因患者不自觉地抬腿，股骨必然向前，加上胫骨的重力下垂，常常形成胫骨平台向后继发性脱位。必要时可改用膝关节屈曲位固定。3 周后开始膝关节伸展锻炼。

对合并有血管、神经损伤及骨折的患者,处理同膝关节前脱位。

三、膝关节侧方脱位

(一)病因与发病机制

直接暴力作用于膝关节侧方,或间接暴力传导至膝关节,致使膝关节过度外翻或内翻,造成膝关节侧方脱位。单纯侧方脱位少见,多合并对侧胫骨平台骨折,骨折近端和股骨的关系基本正常。

(二)诊断

膝关节侧方脱位因筋伤严重,肿胀甚剧,局部青紫瘀斑,功能丧失,压痛明显,有明显的侧方异常活动。在膝关节侧方能触到脱出的胫骨平台侧缘。若有神经损伤,常见足踝不能主动背伸,小腿下段外侧皮肤麻木。

依据明显的外伤史,典型的症状和畸形,即可确诊。结合X线检查,能明确脱位情况,以及是否合并骨折(图4-8)。应注意神经损伤与否。

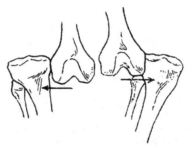

图4-8　膝关节侧方脱位

(三)治疗

1.手法整复外固定

常采用手法整复外固定。方法是:患者仰卧位,一助手固定股骨,一助手牵引足踝。若膝关节外脱位,术者一手扳股骨下端向外,并使膝关节呈内翻位,即可复位(图4-9)。

复位后,用长直角夹板或石膏托将肢体固定在伸展中立位,膝关节稍屈曲,脱出的部位和上下端相应的位置加棉垫,形成三点加压,将膝关节置于与外力相反的内翻与外翻位,即内侧脱位固定在内翻位,外侧脱位固定在外翻位。一般固定 4～6 周,解除夹板,开始功能锻炼。

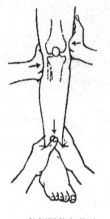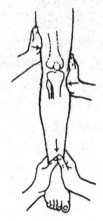

A.外侧脱位复位法　　　B.内侧脱位复位法

图 4-9　手法整复复位

2.药物治疗

同膝关节前脱位。

3.功能锻炼

膝关节脱位复位后,应将膝关节固定于屈曲 15°～30°位,减少对神经、血管的牵拉。密切观察血管情况,触摸胫后动脉和足背动脉。足部虽温暖但无脉,则标志着血供不足。术后在 40°～70°范围内的持续被动活动对伤后早期恢复活动是有帮助的,但应注意防止过度运动在后期遗留一定程度的关节不稳。股四头肌的训练对膝关节动力性稳定起着重大作用。固定后,即指导患者做股四头肌收缩锻炼。肿胀消减后,做带固定仰卧抬腿锻炼。4～8 周解除外固定后,先开始做膝关节的自主屈曲,然后下床活动锻炼,按膝关节功能疗法处理。

第三节　股骨颈骨折

股骨颈骨折占全部骨折总数的 3.58％，它常发生于老年人，随着人的寿命延长，其发病率日渐增高。其临床治疗中存在骨折不愈合(15％左右)和股骨头缺血坏死(20％～30％)两个主要问题。至今，股骨颈骨折的治疗及结果等多方面仍遗留许多未解决的问题。

一、病因、分类与诊断

(一)病因

老年人发生骨折有两个基本因素：内因骨强度下降，多由于骨质疏松；双光子密度仪证实股骨颈部张力骨小梁变细，数量减少甚至消失，最后压力骨小梁数目也减少，加之股骨颈上区滋养血管孔密布，均可使股骨颈生物力学结构削弱，使股骨颈变得脆弱。另外，因老年人髋周肌群退变，反应迟钝，不能有效地抵消髋部有害应力，加之髋部受到应力较大(体重 2～6 倍)，局部应力复杂多变，因此不需要多大的暴力，如平地滑倒，由床上跌下，或下肢突然扭转，甚至在无明显外伤的情况下都可以发生骨折。而青壮年股骨颈骨折，往往由于严重损伤，如车祸或高处跌落致伤，偶有因过度过久负重劳动或行走，逐渐发生骨折者，称之为疲劳骨折。

(二)分类

骨折进行分类可以反映骨折移位程度、稳定性、推测暴力大小，也可以估计预后，并指导正确选择治疗方法，常用以下几种分类方法。

1.按骨折部分分类

(1)头下型骨折：骨折线位于股骨头与股骨颈的交界处。骨折后由于股骨头完全脱离，可以在髋臼和关节囊中自由旋转移动，同时股骨头的血液循环大部分中断，即使圆韧带内的小凹动脉存在，也只能供应圆韧带凹周围股骨头的血供；如果小凹动脉闭塞，则股骨头完全失去血供,因此,此类骨折愈合困难,股骨头易发生缺血坏死。

(2)经颈型骨折:骨折线由股骨颈上缘股骨头下开始,向下至股骨颈中部,骨折线与股骨纵轴线的夹角很小,甚至消失。这类骨折由于剪力大,骨折不稳,远折端往往向上移位,骨折移位和它所造成的关节囊滑膜被牵拉,发生扭曲等改变,常导致供给股骨头的血管损伤,使骨折不易愈合和易造成股骨头坏死。股骨颈中部骨折时,骨折线通过股骨颈中段,由于保存了旋股内侧动脉分支,髋外侧动脉、干骺端上侧及下侧动脉经关节囊的滑膜下进入股骨头,供应股骨头的血液循环,因此骨折尚能愈合。

(3)基底部骨折:骨折线位于股骨颈与大转子之间,由于骨折两端的血液循环良好,骨折容易愈合。

2.按骨折线的方向分类

Pauwel 分型主要依据骨折线的倾斜角度评价骨折移位的趋势。Ⅰ型:Pauwel 角<30°,外展型骨折,骨折断端之间承受的剪力较小,比较稳定;Ⅱ型:30°<Pauwel 角<50°,中间型骨折,稳定性较差;Ⅲ型:Pauwel 角>50°,内收型骨折,骨折断端之间承受的剪力较大,且角度越大越不稳定(图 4-10)。

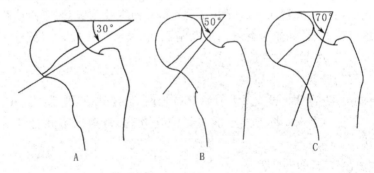

图 4-10　股骨颈骨折 Pauwel 分型

A.Ⅰ型 Pauwel 角<30°;B.Ⅱ型 30°<Pauwel 角<50°;C.Ⅲ型 Pauwel 角>50°

3.按骨折移位程度分类

Garden 等根据完全骨折与否和移位情况分为 4 型。

（1）Ⅰ型：骨折没有通过整个股骨颈，股骨颈有部分骨折连接，骨折无移位，近折端保持一定血供，这种骨折容易愈合。

（2）Ⅱ型：完全骨折无移位，股骨颈虽然完全断裂，但对位良好。如果股骨头下骨折，仍有可能愈合，但股骨头坏死变形常有发生。如为股骨颈中部或基底骨折，骨折容易愈合，股骨头血供良好。

（3）Ⅲ型：部分移位骨折，股骨颈完全骨折并有部分移位，多为远折端向上移位或远折端的下角嵌插在近折端的断面内，形成股骨头向内旋转移位，颈干角变小。

（4）Ⅳ型：股骨颈骨折完全移位，两侧的骨折端完全分离，近折端可以产生旋转，远折端多向后上移位，关节囊及滑膜有严重损伤，因此，经关节囊和滑膜供给股骨头的血管也容易损伤，造成股骨头缺血坏死。

（三）诊断

1.临床表现

（1）症状：老年人跌倒后诉髋部疼痛，不敢站立和走路，应想到股骨颈骨折的可能。

（2）体征。①畸形：患肢多有轻度屈髋屈膝及外旋畸形。②疼痛：髋部除有自发疼痛外，移动患肢时疼痛更为明显。在患肢足跟部或大转子部叩打时，髋部也感疼痛，在腹股沟韧带中点下方常有压痛。③肿胀：股骨颈骨折多系囊内骨折，骨折后出血不多，又有关节外丰厚肌群的包围，因此，外观上局部不易看到肿胀。④功能障碍：移位骨折患者在伤后就不能坐起或站立，但也有一些无移位的线状骨折或嵌插骨折患者，在伤后仍能走路或骑自行车。对这些患者要特别注意，不要因遗漏诊断使无移位稳定骨折变成移位的不稳定骨折。患肢短缩，在移位骨折，远端受肌群牵引而向上移位，因而患肢变短。⑤患侧大转子升高，表现如下：大转子在髂-坐骨结节关联线之上；大转子与髂前上棘间的水平距离缩短，短于健侧。

2.物理检查

确诊需要髋正侧位 X 线检查，尤其对线状骨折或嵌插骨折更为重要。X 线检查作为骨折分类和治疗上的参考也不可缺少。应引起注意的是有些无移位的骨折在伤后立即拍摄的 X 线片上可以看不见骨折线,可行 CT、MRI 检查,或者等 2～3 周后,因骨折处部分骨质发生吸收现象,骨折线才清楚地显示出来。因此,凡在临床上怀疑股骨颈骨折的,虽 X 线片上暂时未见骨折线,仍应按嵌插骨折处理,3 周后再拍 X 线片复查。另一种易漏诊的情况是多发损伤,常发生于青年人,由于股骨干骨折等一些明显损伤掩盖了股骨颈骨折,因此,对于这种患者一定要注意髋部检查。

二、治疗

股骨颈骨折的最佳治疗方法是手法复位内固定,只要有满意复位,大多数内固定方法均可获得 80%～90% 的愈合率,不愈合病例日后需手术处理的亦仅占 5%～10%,即使发生股骨头坏死,亦仅 1/3 的患者需手术治疗。因此,股骨颈骨折的治疗原则应是:早期无创伤复位,合理多钉固定,早期康复。人工关节置换术只适用于 65 岁以上,Garden Ⅲ型、Ⅳ型骨折且能耐受手术麻醉及创伤的患者。

(一)复位内固定

复位内固定方法的结果,除与骨折损伤程度,如移位程度、粉碎程度和血供破坏与否有关外,主要与复位正确与否、固定正确与否、术后康复情况有关。

1.闭合复位内固定

(1)适应证:适于各种类型骨折,包括无移位或者有移位的骨折。

(2)治疗时机:早期治疗有利于尽快恢复骨折后血管扭曲、受压或痉挛。在移位骨折中,外骺动脉(股骨头主要血供来源)受损,股骨头的血供主要由残留圆韧带动脉、下干骺动脉及周围相连软组织和骨折断端的再生血管供养。据动物实验,兔的股骨头完全缺血 6 小时,就已造成成骨细胞不可逆的损伤。缺血股骨头成骨细胞坏死,组织学上一般需 10 天左右才能观察到,所以有学者提出,股骨颈骨折应属急诊手术(24～36 小时以内),不超过两周仍可为新鲜骨折。

(3)麻醉:硬模外麻醉为主,个别采用全麻。

(4)骨折复位:准确良好的复位是内固定成功的重要条件。骨折内固定后,应力的75%由骨本身承受,内固定只承受应力的25%。

复位方法:Whitman法为牵引患肢,同时在大腿根部加反牵引,待肢体原长度恢复后,行内旋外展复位。Leadbetter改良了Whitman法,主要是屈髋屈膝90°位牵引;Flymn则在屈髋屈膝超过90°位牵引。复位操作在C形臂X线机监视下进行。各种手法只要操作得当,即足够牵引及内旋,绝大部分骨折可达良好复位,复位好坏与预后密切相关。如果手法仍不能复位时,应考虑近侧骨折端可能插入关节囊,或有撕裂的关节囊碎片嵌插在骨折线之间,此种情况见于青壮年患者,应考虑切开复位。

复位判断标准:多用Garden对线指数判断复位,即根据正侧位X线片,正常正位片上股骨干内缘与股骨头内侧压力骨小梁呈160°夹角,侧位片上股骨头轴线与股骨颈轴线呈一直线(180°)。

Garden对线指数:Garden认为在正位片和侧位片上,该角度为160°~180°都是可以接受的。实线的角度表示解剖复位,虚线的角度表示复位不佳(图4-11)。

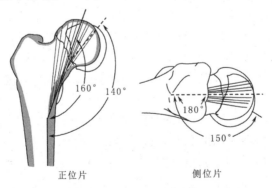

正位片　　　　　　　　侧位片

图4-11　Garden对线指数

Ⅰ级复位,正位呈160°,侧位呈180°;Ⅱ级复位,正位呈155°,侧位呈180°;Ⅲ级复位,正位<150°,或侧位>180°;Ⅳ级复位,正位呈150°,侧位>180°。如果髋正位像上,角度<160°表明不可接受髋内

翻,而＞180°表明存在严重髋外翻,髋关节匹配不良,将导致头缺血坏死率及骨关节炎发生率增高。髋侧位像上,仅允许20°变化范围,如果股骨头前倾或后倾＞20°范围,说明存在着不稳定或非解剖复位,需要再次行手法复位。Garden等报道的500例中,复位Ⅰ～Ⅱ级者,仅26%发生头塌陷,而Ⅲ级者则有65.4%发生股骨头塌陷,Ⅳ级者有100%发生股骨头塌陷。

手术方式:股骨颈骨折治疗方法选择,取决于患者年龄,创伤前患者的身体情况,骨折移位程度,骨折线的水平及角度,骨密度及股骨颈后方的粉碎程度。由于特殊解剖部位,股骨颈骨折闭合复位内固定要求固定稳定,方法简单,对血供破坏少,符合局部力学特征。骨折固定失败,增加骨不连,股骨头坏死的发生率。内固定的选择需要能够抗剪切力,抗剪曲力,同时负重时能够承受一定的张力和抗压缩力。临床常用的固定材料为6.5～7.3 mm空心钉。空心加压螺丝钉固定方法:沿股骨颈前面放一根3.2 mm导针,在X线电视机辅助下,使此导针接近股骨颈内侧皮质,在股骨外侧皮质骨中点,并与前面导针平行,钻入1枚导针经股内侧皮质,股骨颈入头,至股骨头软骨下5 mm,导针前倾角控制在10°以内,使导针位于股骨头后方,在稍上方再穿入第2枚导针,第3枚导针经大转子基底处,沿张力骨小梁,经颈入头,前倾角控制在5°以内,使导针侧位像显示偏股骨头前方。从穿入导针,测量每个空心钉所需长度,沿导针先下,后上旋入相应长度空心钉,拔出导针,C形臂X线机电视下,核实螺钉位置。

空心钉固定失败原因:①进针方向错误;②空心钉穿过关节面。

2.切开复位内固定

(1)切开复位空心钉固定(图4-12)。①适应证:经过1～2次闭合手法复位未获得成功或复位后不能接受者,应考虑切开复位内固定。②方法:一般选择Watson-Jones入路外侧切口,向近端和前侧稍延伸,切开皮肤,皮下阔筋膜,剥离并向前牵开部分股外侧肌,向后牵开臀中小肌,显露关节囊,切开关节囊及清理血肿,直视下解除关节囊嵌入或者股骨颈前、后缘骨折尖端插入关节囊等影响复位因素,用骨刀插入前面的骨折间隙撬拨复位。当复位满意后,插入导针,行空心螺钉固定。

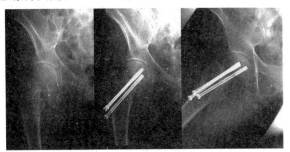

图 4-12　股骨颈骨折空心钉固定

(2)切开复位、空心钉固定及股骨颈植骨术。①适应证:50 岁以下尤其青壮年的股骨颈头下型或头颈型骨折,骨折不易愈合并有股骨头坏死的可能性,或陈旧性股骨颈骨折不愈合者,可以采用开放性多根针或空心钉固定加股骨颈植骨手术。②方法:植骨方法多采用带肌蒂骨瓣或带血管蒂骨瓣,如股方肌骨瓣移植(图 4-13)或带旋髂深血管的髂骨瓣移植(图 4-14)较为常用。

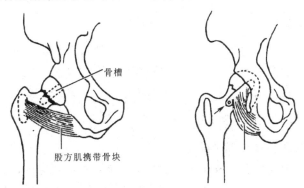

图 4-13　股方肌蒂骨瓣移植术

(二)人工假体置换术

1.适应证

移位股骨颈骨折行人工假体置换有以下适应证:①55～65 岁骨

质疏松明显,骨折不能得到满意复位及内固定者。②65 岁以上的股骨颈头下骨折,Garden Ⅲ 型、Ⅳ 型骨折。③年龄 60 岁以上有陈旧股骨颈骨折未愈合者,或者患者因合并症多,一般情况差,不能耐受第 2 次手术。

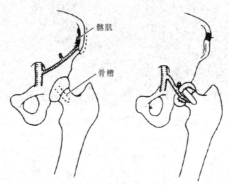

髂肌

骨槽

图 4-14　带旋髂深血管蒂的髂骨瓣转位移植术

2.手术入路

有外侧入路和后外侧入路,具体根据个人喜好和经验进行选择。

3.假体选择

对于年龄 75 岁以上,身体条件差,预期寿命短的患者,可采用双极头半髋个体置换,对于相对较年轻,身体条件好,活动范围较大且预期寿命长的患者采用全髋关节置换。

三、并发症及其处理

(一)股骨颈骨折不愈合

股骨颈骨折由于解剖、生物力学及局部血供的特点,不愈合是比较常见的并发症,一般文献报道股骨颈骨折不愈合率为 7%～15%。股骨颈骨折不愈合率在四肢骨折中发生率最高,尤其是随着人口老龄化增加,它已成为严重的社会问题。

1.影响因素

年龄、骨折移位程度、骨折部位、骨折部位粉碎、骨折线倾斜度、骨折复位不良、过早不合理负重等。

2.临床表现

患髋疼痛多不严重,患者无力和不敢负重,患肢短缩,下肢旋转受限等。

3.X线表现

(1)骨折线清晰可见。

(2)骨折线两侧骨质内有囊性改变。

(3)有部分患者骨折线虽然看不见,但连续拍片过程中,可见股骨颈逐渐被吸收变短,以致内固定钉突入臼内或钉尾向外退出。

(4)股骨头逐渐变位,股骨颈内倾角逐渐增加,颈干角变小。

4.治疗

手术是目前主要治疗方法,手术治疗的目的可概括为矫正负重力线,消除或减少骨折端剪应力;骨折复位内固定与植骨,以增强骨的再生修复能力;采用人工关节置换术或种种髋关节重建术,以恢复患髋负重行走的功能。患者的年龄与全身情况,股骨头形态与股骨颈被吸收的程度,是决定手术方法选择的主要依据。不愈合可同时并发股骨头坏死,也可不伴坏死,若发生不愈合,再次手术之前应行 MRI 检查,以了解股骨头血供状况,具体手术选择如下:①年龄超过65 岁,可以在家附近步行活动者,可行全髋关节置换术。②年轻患者,可行转子间外翻截骨或转子间截骨并再次行内固定。③年轻患者合并股骨头坏死,且股骨头塌陷的不愈合者,应行全髋关节置换术。

(二)股骨头缺血坏死

股骨头缺血坏死是股骨颈骨折常见的并发症,近年来随着治疗的进展,骨折愈合率可达 90％以上,但股骨头缺血坏死率迄今仍无明显下降,成为决定预后的主要问题。

1.发生时间

股骨颈骨折后何时发生股骨头缺血坏死,目前临床诊断主要依据 X 线片表现,发生时间最早者为伤后 1.5 个月,最晚者伤后 17 年,其中 80％～90％发生于伤后 3 年以内,因此,股骨头缺血坏死,应在伤后 2～3 年内严密观察,随诊至伤后 5 年较为合适。

2.影响因素

年龄、骨折局部的状况、复位质量、内固定方法、早期负重等。

3.临床表现

股骨头缺血坏死早期往往缺乏临床症状。晚期可出现疼痛、关节僵硬与活动受限、跛行。

4.诊断

根据临床表现和 X 线、CT、MRI 检查多可确诊,可见股骨头密度改变或塌陷变形。

5.治疗

(1)塌陷前期。①非手术治疗:让患者拄双拐,长期不负重,以防止股骨头塌陷。②手术治疗:钻孔减压术、血管束植入术、游离植骨术、带股方肌肌蒂骨瓣植骨术等。

(2)坏死塌陷期:坏死的股骨头一旦塌陷,无论采用何种方法治疗,均难以恢复髋关节原有功能,可根据塌陷的严重程度分别采取截骨术、软骨下修复术或软骨移植术、自体软骨膜或骨膜移植术、异体骨软骨移植术、关节融合术、人工关节置换术等。

第四节　股骨转子间骨折

股骨转子间骨折是老年人常见的低能量损伤。随着社会的老龄化,人均寿命的延长,股骨转子间骨折的概率呈上升趋势。髋部是老年骨质疏松性骨折的好发部位,转子间骨折患者平均年龄比股骨颈骨折患者高 5～6 岁,90% 发生于 65 岁以上老人,70 岁以上患者发病率急剧增加。高龄患者长期卧床引起的并发症较多,病死率为 15%～20%。

一、应用解剖

股骨转子部位位于大转子及小转子之间。大转子呈长方形,在股骨颈的后上部,位置表浅,可以触知,是非常明显的骨性标志。上部为转子窝,大转子上有梨状肌、臀中小肌、闭孔内外肌、股外侧肌、股方肌附着。小转子呈锥状突起,位于股骨干的上后内侧,有髂腰肌附着其上。髋关节囊附着于转子间线。股骨转子部主要由骨松质构成,旋股外侧动脉与旋股内侧动脉在股骨转子间关节囊形成动脉环,发出四组支持带动脉,供应股骨转子部及股骨头,由于转子部血供丰富,骨折后极少不愈合,但甚易发生髋内翻(图 4-15)。

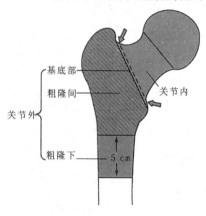

图 4-15　转子间分区

二、骨折机制

转子间骨折常由间接暴力引起,多数发生于滑倒摔伤时。姿势和步态的紊乱,视力和听力的下降,使用强效镇静药物等使老年人摔倒更为频繁。在患者跌倒过程中,转子间区承受了较大的扭转暴力,同时由于软组织不能恰当吸收或传递能量及骨结构强度的不足,剩余的能力在转子间区的释放,造成应力集中区的骨折。由于髂腰肌和臀中小肌的反射性收缩导致大小转子的骨折。

三、分型

根据骨折部位,骨折线的形状及方向,骨折块的数目等情况,转子间骨折的分类方法很多,目前临床广泛应用的分型为 Evans 分型和 AO 分型,其简单实用,可指导治疗并提示预后。

(一)Evans 分型

Ⅰ型:顺转子间的二部分骨折,骨折无移位;Ⅱ型:顺转子间的二部分骨折,骨折移位;Ⅲ型:顺转子间三部分骨折;Ⅳ:三部分骨折包括一个游离的大转子;Ⅴ:三部分骨折包括一个游离的小转子;Ⅵ型:顺转子间四部分骨折,包括大小转子游离的四部分骨折;Ⅶ型:反转子间骨折(图 4-16)。

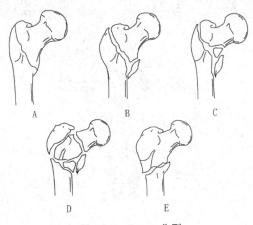

图 4-16　Evans 分型

A.Ⅰ型;B.Ⅱ型为稳定骨折;C.Ⅲ型;D.Ⅳ型;E.Ⅴ型为不稳定骨折

(二)AO 分型

AO 将股骨转子间骨折纳入其整体骨折分型系统中,全部为 A 类骨折(图 4-17)。

1.A1 型

经转子的简单骨折(二部分骨折),内侧骨皮质仍有良好的支撑,外侧骨皮质保持完好。

(1)沿转子间线。

(2)通过大转子。

(3)通过小转子。

2.A2 型

经转子的粉碎性骨折,内侧和后方骨皮质在数个平面上破裂,但外侧骨皮质保持完好。

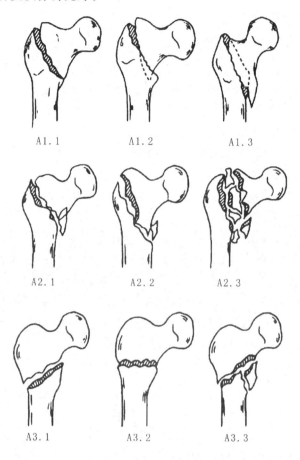

图 4-17 AO 分型

(1)有一内侧骨折块。

(2)有数块内侧骨折块。

(3)在小转子下延伸超过 1 cm。

3.A3 型

反转子间骨折,外侧骨皮质也有破裂。

(1)斜型。

（2）横型。

（3）粉碎性。

四、临床表现及诊断

多为老年人，伤后髋部疼痛，不能直立或行走。下肢短缩及外旋畸形明显，无移位的嵌插骨折或移位较少的稳定骨折，上述症状比较轻微。检查时可见患侧大转子升高，局部可见肿胀及瘀斑，局部压痛明显。叩击足跟部常引起患处剧烈疼痛。一般在转子间骨折局部疼痛和肿胀的程度比股骨颈骨折明显，而前者压痛点多在大转子部，后者的压痛点多在腹股沟韧带中点外下方。拍摄标准的双髋正位和患髋侧位、正位 X 线片时应将患肢牵引内旋，消除外旋所造成的骨折间隙重叠，从而对于骨折线，小转子、大转子粉碎程度，移位程度做出正确的判断。同时健侧正位 X 线片有助于了解正常股骨颈干角，髓腔宽度及骨质疏松情况，为正确选择治疗方法和内固定材料提供依据，侧位 X 线片有助于了解骨折块的移位程度，后侧壁的粉碎程度。一般而言，普通 X 线片即可明确诊断，对于无移位或嵌插骨折，若临床高度怀疑，可行 CT 或 MRI 或制动后两周复查 X 线片，但一定要制动，防止骨折的再移位。

五、治疗

随着现代医学的发展，内固定材料及手术方法的改进，以及围术期诊治水平的提高，内固定手术不仅能降低病死率，减少髋内翻的发生，使手术安全性显著提高，手术治疗适应证相对扩大，早期康复水平、生存质量明显提高；而且可使患者早期下床活动，减少因长期卧床引起的并发症。因此，近 20 年来，越来越多的学者主张积极早期手术，缩短骨折愈合时间，减少并发症，以提高患者生活质量。如无明确手术禁忌证，国内外骨科界多主张对转子间骨折行复位与内固定治疗。在外科治疗方面存在两个困难：一是老年患者，全身健康状况差，往往伴有心脑血管疾病、糖尿病、呼吸功能或肾功能的衰退，以及认知功能障碍等多种或多系统的内科合并症，这增加了外科治疗的困难与风险，使治疗过程复杂化，往往需要多科协同处理;二是骨骼组织的退化,骨量减少和骨微结构破坏,使骨的物理强度显著降低,骨折固定的可靠性明显降低,而且假体植入率也增高,骨质疏松性骨折的骨愈合过程相应迟缓。对老年人转子间骨折的手术治疗应采取既慎重又积极的态度,制订综合的治疗计划和措施,早期康复训练等能使治疗取得理想的效果。手术治疗的目的是准确复位骨折,加强固定,使患者早期离床活动,防止长期卧床引起的致命性并发症。对健康状况允许,能耐受麻醉和手术治疗的各种类型的转子间骨折均可考虑采用手术治疗。

(一)非手术治疗

转子间区局部的肌肉丰富、血供充足,非手术治疗也能使骨折愈合。传统的治疗方法是卧床牵引,可于胫骨结节或股骨髁上骨牵引,维持患肢外展中立位和肢体长度。对于无法耐受牵引的患者可穿"丁"字形鞋使患肢维持于外展中立位。治疗期间应注意加强观察护理,按摩和主动、被动活动肢体,预防下肢深静脉血栓形成。应定期测量肢体长度,避免过度牵引及发生短缩、内翻、旋转畸形。牵引期间拍摄床边 X 线片,8～10 周后应经临床检查与 X 线片确定骨折已骨性愈合,可下床负重行走。

(二)手术治疗

随着人口呈现老龄化趋势,股骨转子间骨折的发生率也逐年增高。早期手术固定、早期恢复伤前活动已成为多数医师的共识,但对于围术期安危、术前评估、手术时机、手术方法的选择及内固定效果等尚有不同意见。股骨转子间骨折多为高龄、高危患者,常合并多种或多系统的内科合并症,最常见的为心脑血管疾病、糖尿病、肺及肾功能不全、认知功能障碍等,同时由于骨质疏松,增加了内固定选择、手术抉择的矛盾与危险。

1.手术时机

研究显示即使是因为程度不重的创伤而接受外科手术治疗的老年人,其术后病死率和并发症的发生率均显著高于中青年患者,通常认为伤后 24 小时内手术病死率明显增加,卧床 1 周以上全身并发症发生率大大增加,因此,多数学者认为 72 小时至 1 周内手术更为合适。

2.术前评估

美国麻醉医师协会(ASA)评估系统能够比较全面、准确地评估患者的全身情况。应用 ASA 术前综合系统评估高龄、高危转子间骨折的患者,它可以考虑到患者重要脏器状态及手术类型、时间等因素,能相对反映手术风险程度。

3.固定方式

(1)外固定支架固定:外固定支架操作简便迅速,可局麻下进行闭合复位骨折固定,固定后患者可进行早期功能锻炼。多功能单臂外固定架治疗股骨转子间骨折,其有手术切口小、操作简单、手术时间短、并发症少等优点,该方法适用于 Evans Ⅰ型、Ⅱ型、ⅢA 型较稳定的股骨转子间骨折,对 Evans Ⅳ型及逆转子间骨折患者应慎用。但外固定架因力学稳定性不如髓外钉板和髓内钉内固定系统,螺钉经过阔筋膜和股外侧肌而阻碍了髋关节、膝关节的伸屈活动,活动时的牵涉痛和外固定架本身对患者产生的生理压力而阻碍了康复锻炼,患肢膝关节都存在不同程度的永久性伸屈受限,且钢钉外露也易合并感染,故多限于在多发伤或全身情况差不能承受其他较大手术的患者中应用。

(2)闭合复位空心加压螺丝钉固定(图 4-18):适应于 Evans Ⅰ型、Ⅱ型稳定骨折及高龄、高危难以耐受常规手术的 ASA Ⅲ型、Ⅳ型患者。该方法为微创手术,闭合复位,经皮进钉固定,出血少,对髓腔干扰少,手术安全性高,但对骨折的固定强度不及其他手术方法,可早期床上活动,负重活动应推迟,一般在 3 周后酌情开始负重活动。

(3)滑动加压螺钉固定(DHS):具有加压和滑动双重功能,允许近端粉碎骨折块压缩,使骨折端自动靠拢并获得稳定,对稳定性转子间骨折的患者,可以早期活动和负重。虽成为股骨转子间骨折的常用标准固定方法,但随着髓内固定的不断涌现,DHS 仅限于稳定转子间骨折的固定。

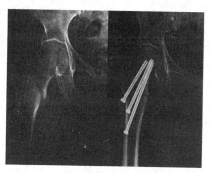

图 4-18　股骨转子间骨折空心钉固定

（4）Gamma 带锁髓内钉：Gamma 形钉由三部分组成，近端头颈加压螺丝钉、弯形短髓内针及远端两枚锁钉。头颈加压螺钉尾部呈套筒状，可与髓内针呈 130°夹角锁死在髓内针近端孔内，并可随意回缩加压。髓内针长 180 mm，直径 11 mm、12 mm 及 13 mm，髓针近端有接口与近端加压螺钉及远端锁钉的瞄准器相连。

（5）PFN：PFN 系统在设计上增加了一枚近端的防旋螺钉，使近端固定的稳定性增加，同时远端锁钉螺栓距钉尾较远，从而减少了因股骨远端应力集中造成继发骨折的风险，取得了较好的治疗效果。

（6）PFNA：PFNA 是 AO 在 PFN 的基础上，主要针对老年骨质疏松患者研制而成的股骨转子间骨折的新型髓内固定系统，在生物力学方面显示了满意的效果。

（7）股骨近端锁定接骨板：适用于高龄、骨质疏松严重、外侧壁严重粉碎、发生栓塞风险高的患者。

（8）人工假体置换术：高龄股骨转子间骨折患者普遍存在着骨质疏松，合并多种内科疾病，为减少卧床时间、减少卧床导致的各种并发症，可使用骨水泥型假体行人工髋关节置换术。

六、并发症及治疗

（一）内固定物失败
内固定物失效导致股骨转子间骨折发生髋内翻畸形与骨折不

愈合,多与骨折类型不稳定、内固定选择不当、操作不正确或过早负重有关。根据实际情况,更换内固定,纠正畸形。髋内翻畸形严重者,可行转子楔形外展截骨术。不宜行内固定患者,可行人工关节置换手术。

(二)骨不连

转子间骨折术后发生骨不连的可能性低于 2%,不稳定患者术后易发生骨不连,另一个原因可能是不充分的骨折断端间加压造成骨性缺口。对于骨质良好的骨不连患者应考虑进行重复内固定配合外翻截骨术及骨移植术,对于老年患者可行人工关节置换术。

(三)旋转不良畸形

通常由于术中远端骨折段有内旋,当旋转不良影响到正常行走时,可行接骨板移除和股骨内旋截骨术。

第五节 股骨干骨折

股骨是人体中最长和最坚强的骨骼。股骨干包括小转子下 5 cm 到膝关节上 3 cm 的范围,这一区域以近为转子下区,以远为股骨髁上区域。股骨干骨折是一种高能量损伤,造成股骨干骨折最常见的原因是机动车交通事故及高处坠落。另一部分由间接暴力所致,如杠杆作用、扭转作用等。前者多为横断或粉碎性骨折,常合并全身多处损伤。后者多造成斜形或螺旋形骨折。儿童股骨干骨折可能为不全骨折或青枝骨折。股骨干骨折常伴有的合并伤包括全身性的损伤(头、胸、腹及其他部位的脏器、肌肉、骨骼损伤)及局部的损伤(同侧肢体骨骼、肌肉及韧带损伤)。这些因素决定了股骨干骨折的手术时机和手术方法。

一、临床表现及诊断

有外伤史,受伤肢体出现局部剧烈的疼痛、肿胀、畸形、肢体异常的活动及肢体的活动受限，结合 X 线片，诊断并不困难，但由于受伤机制及局部解剖特点，特别要注意以下几个方面。

（一）解剖特点

由于股骨干周围存在丰富的肌肉，在其后侧有股深动脉的穿支通过，骨折易造成大量出血，出血量在 2 000 mL 左右，检查时肿胀可能明显，加之骨折剧烈疼痛，容易出现休克。股骨髓腔中含有大量的造血细胞和脂肪细胞，股骨干骨折时，骨髓腔中的脂肪细胞可由骨髓腔进入到破裂的静脉和淋巴系统内，通过血液循环形成脂肪栓塞，甚至形成脂肪栓塞综合征。

（二）辅助检查

因股骨干多为高能量损伤，在检查股骨干骨折的同时，应注意身体其他部位及股骨相邻部位的详细检查。拍摄股骨全长 X 线片，包括髋关节、膝关节，并且必要时做相关部分的磁共振检查，避免漏诊。可能出现的漏诊如股骨颈的隐匿性骨折、膝关节韧带损伤等。股骨干骨折合并血管和神经损伤较少见。股骨干周围有丰富的肌肉组织，对血管和神经组织起到了良好的保护作用。但也应常规地观察末梢血运、皮肤感觉及运动，尤其对挤压伤造成的股骨干骨折患者，应持续动态观察，防止血管内膜损伤造成血栓或出现挤压综合征。

二、骨折分型

骨折分型的目的是为了指导治疗及判断骨折的预后。

（一）Winqnist 分型

Winqnist 分型如下述（图 4-19）。

（1）Ⅰ°：无粉碎或轻度粉碎，蝶形骨块小于骨干宽度的 25%。

（2）Ⅱ°：中度粉碎，大蝶形骨块小于骨干宽度的 50%，即骨折端有 50% 的接触。

（3）Ⅲ°：重度粉碎，骨折块大于骨干宽度的 50%，骨折端皮质仅小部分接触。

（4）Ⅳ°：严重粉碎，骨折断端没有皮质接触。

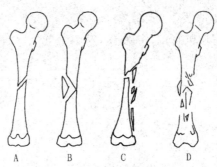

图4-19　股骨干骨折 Winqnist 分型

A. I °; B. II °; C. III °; D. IV °

(二)AO/OTA 分型

AO/OTA 分型如下述(图 4-20)。

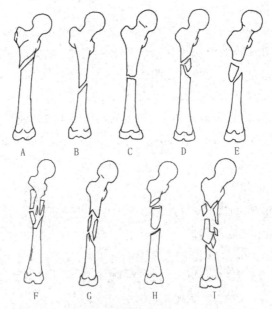

图4-20　股骨干骨折 AO 分型

A.A1 螺旋型骨折；B.A2 斜型骨折；C.A3 横型骨折；D.B1 螺旋
楔形骨折；E.B2 弯曲楔形骨折；F.B3 粉碎楔形骨折；G.C1 螺旋
复杂骨折；H.C2 多段复杂骨折；I.C3 不规则复杂骨折

（1）A 型：简单骨折，包括螺旋形、斜形和横形。

（2）B 型：有小蝶形骨块或成角的骨折。

（3）C 型：节段性粉碎性骨折。

三、治疗方法及内植物的选择

（一）牵引

由于非手术治疗存在着严重的并发症和死亡率，目前成人股骨干骨折原则上已不再行保守治疗，以手术治疗为首。骨牵引常用于其他终极治疗的前期阶段，为了避免手术的感染，一般行胫骨结节牵引。3～4 岁的儿童因其骨折愈合快，骨折塑形能力强的生理特点，可采用双下肢悬吊皮牵引，牵引重量以臀部稍离开床面为适。牵引 4 周后拍摄 X 线片，有骨痂可拆除牵引。

（二）外固定架

外固定架治疗主要用于股骨干骨折伴有局部严重的软组织损伤，或伴有全身其他脏器、组织的损伤，为避免手术对机体造成"二次打击"，所进行的临时固定。待全身情况稳定，局部软组织条件允许的情况下，拆除外固定架，行内固定术治疗。对于固定时间要尽可能缩短。骨折端相对稳定的患者，一般采用单臂外固定架即可，对一些可能固定时间较长的病例（如开放伤污染较重，合并严重的血管损伤）和粉碎性骨折患者建议用组合式外固定架固定，这样固定将相对稳定。

（三）接骨板治疗

接骨板固定股骨干骨折属于偏心固定，与髓内固定相比在生物力学上没有优势。因治疗设备和技术的限制，和一些特殊病例（如股骨干合并股骨颈骨折，股骨干合并股骨远端、髁间骨折；合并头、胸部损伤，以及理论上髓内钉使用会加重损伤的患者），仍需接骨板固定。接骨板技术分为加压固定和桥接固定。对于股骨干简单骨折（包括螺旋骨折、小斜形骨折、横形骨折）应进行加压固定，对于粉碎性股骨干骨折，使用长接骨板跨越骨折区域，减少骨折端骨膜剥离，恢复骨长度，减压桥接固定。对于老年骨质疏松患者建议用锁定接骨板。

(四)髓内钉固定

梅花钉从 20 世纪 40 年代开始使用至今,目前,无论从内固定稳定性还是并发症相对较少这些特点来看,交锁髓内钉固定都是治疗股骨干骨折最好的方法。交锁髓内钉分为顺行髓内钉和逆行髓内钉。逆行交锁髓内钉主要用于同侧肢体股骨干并股骨颈骨折、股骨干骨折合并同侧胫骨上段骨折及肥胖患者顺行进钉较困难者。对于股骨骨骺未闭的青少年,可行弹性钉髓内固定。

手术方法:患者仰卧于可透视手术牵引床上,仰卧位有利于牵引复位及控制力线,也利于术中 X 线透视。顺行髓内钉的进钉点位于梨状窝或大转子顶点。逆行髓内钉应膝关节屈曲 $45°\sim60°$,自髁间切入于后交叉韧带止点前方,对应股骨长轴。插入导针,扩髓。有文献报道非扩髓髓内钉骨愈合率低于扩髓髓内钉。但全身情况不稳定,有严重胸外伤者,扩髓可导致继发性肺损伤及栓塞,此类患者不用扩髓。插入髓内钉时,导针位置应当正确,如骨折复位不理想,强行插钉,对股骨颈造成持续性偏心应力,造成股骨颈底部爆裂。A 型骨折可动态锁定,B 型骨折动态或静态锁定,C 型骨折要求静态锁定。

四、并发症及预防

(一)股骨颈骨折

术前漏诊占第一位,还有就是因应用髓内钉固定时,梨状窝进针点偏内或股骨干复位不佳,强行插入髓内钉造成股骨颈应力增大引起。因此,术前检查一定认真、细致,需常规拍摄股骨全长 X 线片,必要时做相邻髋、膝 MRI 检查。再次手术操作一定要规范。

(二)内植物松动、断裂

主要原因是内植物选择不当,如接骨板短、髓内钉细在髓腔内不稳定,均可引起应力遮挡作用。再就是操作不规范,如接骨板应置于股骨前外侧,此为张力固定原则;髓内钉未达干骺部等。最后就是患者负重过早,一定要根据术中情况及原则进行预防,术后要和患者加强沟通。定期复查,根据骨愈合情况,指导患者下床活动。

(三)骨折不愈合、延迟愈合

原因一是局部创伤较重,软组织损伤严重,局部血供差;二是手术方法选择或操作技术问题。因此,对股骨干骨折尽可能闭合或有限切开复位。髓内钉固定:粉碎骨折应锁静力孔,横形或小斜形骨折应锁动力孔,半年内如骨愈合差,可拆除远端锁定钉,让骨折断端纵向加压。接骨板固定:稳定性加压固定,粉碎骨折一定是挤压固定,必要时骨折端植骨。

(四)感染

原因一是术前软组织损伤重,创面污染严重;另一原因是手术不顺利,反复 X 线照射,创面暴露时间长。预防:对于开放性股骨干骨折,无论伤口大小,均按 Gustilo Ⅲ 型来对待,要充分扩创,临时外固定或牵引治疗,待局部条件稳定后行内固定。术前半小时需给患者静脉滴注广谱抗生素一次,若手术时间超过 3 小时需追加一次。

(五)膝关节僵硬强直

股骨干骨折术后的膝关节功能障碍是常见并发症,主要原因是创伤或手术操作所致股四头肌损伤,术后膝关节长期处于伸直位,以致股四头肌、股直肌及骨干形成牢固的纤维粘连造成的。因此,术中要彻底止血,尽可能微创操作,减少肌肉损伤。在坚强内固定的基础上,术后尽早进行膝关节屈伸不负重功能锻炼和股四头肌功能锻炼。有条件的情况下,使用 CPM 装置锻炼是最好的选择。

第六节 股骨远端骨折

一、损伤机制

多数股骨远端骨折的受伤机制被认为是轴向负荷合并内翻、外翻或旋转的外力引起。在年轻患者中,常发生在与摩托车祸相关的高能量损伤,这些骨折常有移位、开放、粉碎和合并其他损伤。在老年患者中,常由于屈膝位滑倒和摔倒在骨质疏松部位发生粉碎性骨折。

二、骨折分类

股骨远端骨折的分类还没有一个被广泛接受,所有分类都涉及关节外和关节内和单髁骨折,进一步根据骨折的移位方向和程度、粉碎的数量和对关节面的影响进行分类。解剖分类不能着重强调影响骨折治疗效果因素。

简单的股骨远端的分类是 Neer 分类,他把股骨髁间再分成以下类型:Ⅰ移位小、Ⅱ股骨髁移位包括内髁(A)外髁(B)、Ⅲ同时合并股骨远端和股骨干的骨折,这种分类非常概括,对医师临床选择治疗和判断预后不能提供帮助。

Seinsheimer 把股骨远端 7 cm 以内的骨折分为四型。

Ⅰ:无移位骨折(移位<2 mm 的骨折)。

Ⅱ:涉及股骨骺,未进入髁间。

Ⅲ:骨折涉及髁间窝,一髁或两髁分离。

Ⅳ:骨折延伸到股骨髁关节面。

AO 组织将股骨远端分为 3 个主要类型:A(关节外);B(单髁);C(双髁)。每一型又分成 3 个亚型:A1,简单二部分骨折;A2,干楔形骨折;A3,粉碎骨折;B1,外髁矢状面骨折;B2,内髁矢状面骨折;B3,冠状面骨折;C1,无粉碎股骨远端骨折(T 形或 Y 形);C2,远端骨折粉碎;C3,远端骨折和髁间骨折粉碎。从 A 型到 C 型骨折严重程度逐渐增加,在每一组也是自 1~3 严重程度逐渐增加(图 4-21)。

三、临床表现

(一)病史和体检

仔细询问患者的受伤原因,明确是车祸还是摔伤,对于车祸创伤的患者必须对患者进行全身检查和整个受伤的下肢检查,包括骨折以上的髋关节和骨折以下的膝关节和小腿,仔细检查血管-神经的情况,怀疑有血管损伤用多普勒检查,必要时进行血管造影。检查膝关节和股骨远端部位肿胀、畸形和压痛。活动时骨折端有异常活动和骨擦感，但这种检查没有必要，应迅速进行 X 线检查。

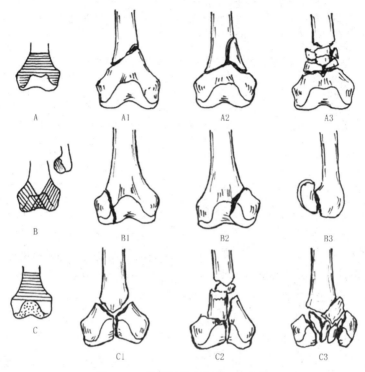

图 4-21　股骨远端骨折的 OA 分类

（二）X 线检查

常规摄膝关节正侧位片，如果骨折粉碎，牵引下摄正侧位骨折的形态更清楚，有利于骨折的分类，当骨折涉及膝关节骨折粉碎和合并胫骨平台骨折时，倾斜 45°片有利于明确损伤范围，股骨髁间骨折进行 CT 检查可以明确软骨骨折和骨软骨骨折。车祸所致的股骨远端骨折应包括髋关节和骨盆正位片，除外这些部位的骨折。如果合并膝关节脱位，怀疑韧带和半月板损伤，可进行 MRI 检查。正常肢体的膝关节的正侧位片对制订术前计划非常有用，有明确的膝关节脱位，建议血管造影，因为这种病例有 40％合并血管损伤。

四、治疗方法

(一)非手术治疗

传统非手术治疗包括闭合复位骨折、骨牵引和管形石膏,这种方法患者需要卧床,治疗时间长、花费大,不适合多发创伤和老年患者。闭合治疗虽然避免了手术风险,但经常遇到骨折畸形愈合和膝关节活动受限。

股骨远端骨折非手术治疗的适应证:不合并关节内的骨折。相关指征如下:①无移位或不全骨折。②老年骨质疏松嵌插骨折。③无合适的内固定材料。④医师对手术无经验或不熟悉。⑤严重的内科疾病(如心血管、肺和神经系统疾病)。⑥严重骨质疏松。⑦脊髓损伤。⑧严重开放性骨折(Gustilo Ⅲ B 型)。⑨部分枪伤患者。⑩骨折合并感染。

非手术治疗的目的不是要解剖复位而是恢复长度和力线,由于骨折靠近膝关节,轻微的畸形可导致膝关节创伤性关节炎的发生。股骨远端骨折可接受的位置一般认为在冠状面(内外)不超过 7°畸形,在矢状面(前后)不超过 10°畸形,短缩 1.0～1.5 cm 一般不影响患者的功能,关节面移位不应超过 2 mm。

(二)手术治疗

由于手术技术和内固定材料的发展,在过去 25 年,移位的股骨远端骨折的内固定治疗已被广泛接受,内固定的设计和软组织处理及应用抗生素和麻醉方法的改进结合使内固定更加安全可靠。从 1970 年后,所有比较手术和非手术治疗结果的文献均表明用内固定治疗效果要好。

1.手术适应证及禁忌证

股骨远端骨折的手术目的是达到解剖复位、稳定的内固定、早期活动和早期进行膝关节的康复锻炼。这类损伤内固定比较困难。毫无疑问进行内固定有获得良好结果的机会,但内固定的并发症同样可带来较差的结果,不正确应用内固定其结果比非手术治疗还要差。

(1)由于手术技术复杂,需要完整的内固定材料和器械和有经验的手术医师及护理和康复。①手术适应证:移位关节内骨折、多发损伤、多数的开放性骨折、合并血管损伤需修补、严重同侧肢体损伤(如髌骨骨折、胫骨平台骨折)、合并膝重要韧带损伤、不能复位的骨折和病理骨折。②相对适应证:移位关节外股骨远端骨折、明显肥胖、年龄大、全膝置换后骨折。

(2)禁忌证:严重污染开放性骨折ⅢB、广泛粉碎或骨缺损、严重骨质疏松、多发伤患者一般情况不稳定、设备不全和医师缺少手术经验。

2.手术方法

现在股骨远端骨折的手术治疗方法来源于瑞士的 ASIF,ASIF对于治疗骨折的重要一部分是制订详细的术前计划。医师通过一系列术前绘图,找到解决困难问题的最好方法。可应用塑料模板,画出骨折及骨折复位后、内固定的类型和大小和螺丝钉的正确位置的草图。手术治疗股骨远端骨折的顺序是:①复位关节面。②稳定的内固定。③骨干粉碎部位植骨。④老年骨质疏松的骨折嵌插。⑤修补韧带损伤和髌骨骨折。⑥早期膝关节活动。⑦延迟、保护性负重。

患者仰卧位,抬高同侧髋关节有利于肢体内旋,建议用 C 形臂和透 X 线的手术床。多数患者用一外侧长切口,如远端骨折合并关节内骨折,切口需向下延长到胫骨结节。切口应在外侧韧带的前方,从肌间隔分离股外侧肌向前向内牵拉,显露股骨远端,避免剥离内侧软组织,当合并关节内骨折,首先复位固定髁间骨折,一旦关节面不能解剖复位,可以做胫骨结节截骨有利于广泛显露。

下一步复位关节外远端骨折,在简单类型的骨折用克氏针或复位巾钳作为临时固定已足够,但在粉碎骨折最好用股骨牵开器。牵开器近端安置于股骨干,远端安置于股骨远端或胫骨近端,恢复股骨长度和力线。开始过牵有利于粉碎骨折块接近解剖复位。在粉碎远端骨折,用钢板复位骨比骨折复位后上钢板容易。调节牵开器到满意的复位。安置钢板后,静力或动力加压骨折端,但恢复内侧皮质的连续性能够有效保护钢板。如骨折粉碎,钢板对骨折近端或远端进行固定并跨过粉碎区域,在这种情况下,钢板可作为内夹板,如果注意保护局部软组织,骨折端有血供存在,则骨折能够快速塑形。

3.内固定

有 2 种内固定材料广泛用于股骨远端骨折,即钢板和髓内针,由于股骨远端骨折损伤类型变化范围广,没有一种内固定材料适用于所有的骨折。术前必须仔细研究患者状况和 X 线片,分析骨折的特点。

在手术前需考虑以下因素:①患者年龄。②患者行走能力。③骨质疏松程度。④粉碎程度。⑤软组织的情况。⑥是否存在开放性骨折。⑦关节面受累的情况。⑧骨折是单一损伤还是多发伤。

年轻患者内固定手术的目的是恢复长度和轴线及进行早期功能锻炼。老年骨质疏松的患者,为加快骨折愈合进行骨折嵌插可以有轻微短缩和成角。有学者建议对老年骨质疏松的远端骨折采用骨水泥的内固定。

(1)95°角钢板:对于多数远端骨折的患者需手术内固定治疗,95°角钢板由于内固定是一体,可对骨折提供最好的稳定,是一种有效的内固定物。在北美和欧洲用这种方法治疗成功了大量病例。当有经验的医师应用时,这种内固定能恢复轴线和达到稳定的内固定。但安放 95°角钢板在技术上需要一个过程,因为医师需要同时考虑角钢板在三维平面的理想位置。

(2)动力加压髁螺丝钉(DCS):这种内固定的设计和髋部动力螺丝钉相似,多数医师容易熟悉和掌握这种技术,另外的特点是可以使股骨髁间骨折块加压,对骨质疏松的骨能够得到较好的把持。由于它能在矢状面自由活动,安置时只需要考虑两个平面,比 95°角钢板容易插入。它的缺点是在动力加压螺丝钉和钢板结合部突出,需要去除部分外髁的骨质以保证外侧进入股骨髁,尽管进行了改进,它也比角钢板在外侧突出,髂胫束在突出部位的滑动可引起膝关节不适。另外,动力加压螺丝钉在侧板套内防止旋转是靠内在的锁定,所以在低位的远端骨折髁螺丝钉不能像 95°角钢板一样提供远骨折端旋转的稳定性,至少需要 1 枚螺丝钉通过钢板固定在骨折远端,以保证骨折的稳定性。

(3)髁支持钢板:髁支持钢板是根据股骨远端外侧形状设计的一体钢板,它属宽动力加压钢板,远端设计为"三叶草"形,可供 6 枚 6.5 mm 的螺丝钉进行固定。力学上,它没有角钢板和 DCS 坚强。髁支持钢板的问题是穿过远端孔的螺丝钉与钢板无固定关系,如应用间接复位技术,用牵开器进行牵开或加压时,螺丝钉向钢板移动,牵开产生的内翻畸形在加压后变为外翻畸形。应用这种器械严格限制在股骨外髁粉碎骨折和髁间在冠状面或矢状面有多个骨折线的患者。一旦内侧严重粉碎,必须进行自体髂骨植骨,当正确应用髁支持钢板时,它也能够提供良好的力线和稳定性。

(4)LISS(1imited invasive stabilization system):LISS 的外形类似于髁支持钢板,它由允许经皮在肌肉下滑动插入的钢板柄和多个固定角度能同钢板锁定的螺丝钉组成,这些螺丝钉是可自钻、单皮质固定骨干的螺丝钉。LISS 同传统固定骨折的概念不同,传统的钢板的稳定性依靠骨和钢板的摩擦,导致螺丝钉产生应力,而 LISS 系统是通过多个锁定螺丝钉获得稳定。LISS 在技术上要求直接切开复位固定关节内骨折,闭合复位干骺部骨折,然后经皮在肌肉下固定,通过连接装置钻入螺丝钉,属于生物固定钢板,不需要植骨。主要用于长阶段粉碎的关节内骨折及骨质疏松的患者,还可以用于膝关节置换后的骨折。但需要 C 形臂和牵开器等设备。

(5)顺行髓内针:顺行髓内针治疗股骨远端骨折非常局限。在股骨远 1/3 的骨干骨折可以选择顺行髓内针治疗,但对真正的远端骨折,特别是关节内移位的骨折,顺行髓内针技术很困难,而且对多种类型的关节内骨折达不到可靠的固定。股骨髁存在冠状面的骨折是应用这种技术的相对禁忌证。

对于股骨远端骨折进行顺行髓内针治疗。远端骨折低位时可以把髓内针末端锯短 1.0～1.5 cm,以便远端能锁定 2 枚螺丝钉。需要注意的是在髓内针进入骨折远端时,近解剖复位很重要,如合并髁间骨折,在插入髓内针前在股骨髁的前后侧用 2～3 枚空心钉固定,所有骨折均愈合,无髓内针和锁钉折断发生。

(6)远端髓内针:远端髓内针是针对远端骨折和髁间骨折特别设计的逆行髓内针,这种髓内针是空心髓内针,接近末端有 8°的前屈适用于股骨髁后侧的形态。针的入口在髁间窝后交叉韧带的股骨止点前方,手术在 C 形臂和可透 X 线的手术床上操作,当有关节内骨折,解剖复位骨折,固定骨折块的螺丝钉固定在股骨髁的前侧或后侧,便于髓内针穿过,另外髓内针必须在关节软骨下几毫米才不影响髌股关节。

这种髓内针的优点是髓内针比钢板分担负荷好;对软组织剥离少,插入不需要牵引床,对于多发损伤可以节省时间。远端髓内针应用于股骨远端的 A 型、C1 和 C2 型骨折,也可以应用于股骨远端合并股骨干骨折或胫骨平台骨折,当合并髋部骨折时可以分别固定。可用于膝关节置换后假体周围骨折和骨折内固定失效的治疗。远端髓内针固定的禁忌证是膝关节活动屈曲<40°、膝关节伤前存在关节炎和感染病史和局部皮肤污染。

远端髓内针的缺点:膝关节感染、膝关节僵直、髌股关节退变和滑膜金属反应或螺丝钉折断。有几个理论上的问题影响远端髓内针的临床广泛应用,远端髓内针虽然从交叉韧带止点的前方插入,近期对交叉韧带的力学性能影响小,但长期对交叉韧带的血供影响是可能的。另外髓内针的入孔部位关节软骨受到破坏,实验证明入孔部位是由纤维软骨覆盖而不是透明软骨覆盖,在屈曲 90°与髌骨关节相接触,长期也可能导致关节炎的发生。

临床上几个问题需要注意,一是膝关节活动受限,这容易与骨折本身和软组织损伤导致的膝关节活动受限相混淆。二是转子下骨折,由于髓内针末端位于转子下部位,这个部位是股骨应力最高的部位,可以造成髓内针末端的应力骨折。另外术后感染的处理和髓内针的取出也是一个棘手的问题。

(7)可弯曲针和弹性针:Shelbourne 报告用 Rush 针闭合治疗98 例股骨远端骨折,优良率为 84%,只有 2 例不愈合和 1 例深部感染。

1970 年,Zickle 发明了为股骨远端设计的针,这种针干是可屈曲的,但末端是硬的弯曲,允许经髁穿入螺丝钉固定。Zickle 针设计切开插入,也可以闭合穿入。有股骨髁间骨折者需进行切开复位,使用螺丝钉固定,再插入 Zickle 针,这种针在粉碎骨折不能防止短缩,经常需要钢丝捆绑,即使加用其他内固定仍常发生短缩。

(8)外固定架:外固定架并不常用于治疗股骨远端骨折,最常见的指征是严重开放性骨折,特别是ⅢB损伤。对比较复杂的骨折类型,在应用外固定架之前,通常需要使用螺丝钉对关节内骨折进行固定,然后根据伤口的位置和骨折粉碎程度,决定是否需要外固定架的超关节固定。对于多数患者,外固定架可作为处理骨折和软组织的临时固定,一旦软组织条件允许,考虑更换为内固定,因此安放外固定架固定针时应尽量避免在切口和内固定物的位置。通常在骨折的远、近端各插入 2 枚 5 mm 的固定针,用单杆进行连接。如不稳定则需在前方另加一平面的固定。

外固定架的主要优点是快速、软组织剥离小、可维持长度、方便换药和患者能够早期下床活动;其缺点是针孔渗出和感染,股四头肌粘连继发膝关节活动受限,骨折延迟愈合和不愈合增加,以及去除外固定架后复位丢失等。

建议将外固定架用于治疗多发创伤的闭合骨折,当患者一般情况不允许进行内固定时,可用外固定架作为临时固定,患者一般情况允许后再更换为内固定。

4.植骨

间接复位技术的发展减少了软组织剥离,过去内侧粉碎是植骨的绝对适应证,现在内固定方法减少了许多复杂股骨远端骨折植骨的必要性。植骨的绝对适应证是存在骨缺损,相对适应证是 AO 分型的 A3、C2 和 C3 型骨折,以及严重开放性骨折延迟处理为防止发生不愈合而采取植骨。当植骨时,自体髂骨最适宜,老年骨质疏松的患者髂骨量少,可用异体松质骨。

第七节　髌骨骨折

一、病因

骨折病因为直接暴力和肌肉强力收缩所致。直接暴力多因外力直接打击在髌骨上,如撞伤、踢伤等,骨折多为粉碎性,其髌前腱膜及髌骨两侧腱膜和关节囊多保持完好,骨折移位较小,亦可为横断骨折、边缘骨折或纵形劈裂骨折。肌肉强力收缩者,多由于股四头肌猛力收缩,所形成的牵拉性损伤,如突然滑倒时,膝关节半屈曲位,股四头肌骤然收缩,牵拉髌骨向上,髌韧带则固定髌骨下部,而股骨髁部向前顶压髌骨形成支点,3种力量同时作用造成髌骨骨折。肌肉强力收缩多造成髌骨横断骨折,上下骨块有不同程度的分离移位,髌前筋膜及两侧扩张部撕裂严重。

二、诊断要点

有明显外伤史,伤后膝前方疼痛、肿胀,膝关节活动障碍。检查时在髌骨处有明显压痛,粉碎性骨折可触及骨擦感,横断骨折有移位时可触及一凹沟。膝关节正侧位 X 线片可明确诊断。

X 线检查时需注意:侧位片虽然对判明横断骨折及骨折块分离最为有用,但不能了解有无纵形骨折及粉碎性骨折的情况。而斜位片可以避免髌骨与股骨髁重叠,既可显示其全貌,更有利于诊断纵形骨折、粉碎性骨折及边缘骨折。拍斜位片时,若为髌骨外侧损伤可采用外旋 45°位,如怀疑内侧有损伤时,则可取内旋 45°。如临床高度怀疑有髌骨骨折而斜位及侧位 X 线片均未显示时,可再拍髌骨切位 X 线片(图 4-22)。

三、治疗方法

髌骨骨折属关节内骨折,在治疗时必须达到解剖复位并修复周围软组织损伤,才能恢复伸膝装置的完整,防止创伤性关节炎的发生。

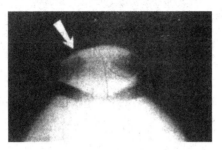

图 4-22　髌骨切线位 X 线片

(一)整复固定方法

1.手法整复外固定

(1)整复方法:复位时先将膝关节内积血抽吸干净,注入 1% 普鲁卡因 5~10 mL,起局部麻醉作用,而后患膝伸直,术者立于患侧,用两手拇示指分别捏住上下方骨块,向中心对挤即可合拢复位。

(2)固定方法如下。①石膏固定法:用长腿石膏固定患膝于伸直位。若以管型石膏固定,在石膏塑形前摸出髌骨轮廓,并适当向髌骨中央挤压使骨折块断面充分接触,这样固定作用可靠,可早期进行股四头肌收缩锻炼,预防肌肉萎缩和粘连。外固定时间不宜过长,一般不要超过 6 周。髌骨纵形骨折一般移位较小,用长腿石膏夹固定 4 周即可。②抱膝圈固定法:可根据髌骨大小,用胶皮电线、纱布、棉花做成套圈,置于髌骨处,并将 4 条布带绕于托板后方收紧打结,托板的两端用绷带固定于大、小腿上。固定 2 周后,开始股四头肌收缩锻炼,3 周后下床练习步行,4~6 周后去除外固定,做膝关节不负重活动。此方法简单易行,操作方便,但固定效果不够稳定,有再移位的可能,注意固定期间应定时检查纠正。同时注意布带有否压迫腓总神经,以免造成腓总神经损伤。③闭合穿针加压内固定:适用于髌骨横形骨折者。方法是皮肤常规消毒、铺巾后,在无菌操作下,用骨钻在上下骨折块分别穿入一根克氏针,注意进针方向须与髌骨骨折线平行,两根针亦应平行,穿针后整复。骨折对位后,将两针端靠拢拉紧,使两骨折块接触,稳定后再拧紧固定器螺钉,如无固定器亦可代之以不锈钢丝。然后用乙醇纱布保护针孔,防止感染,术后用长木板或石膏托将膝关节固定于伸直位(图 4-23)。④抓髌器固定法:方法是患者取仰卧位,股神经麻醉,在无菌操作下抽净关节内积血,用双手拇、示指挤压髌骨使其对位。待复位准确后,先用抓髌器较窄的一侧钩刺入皮肤,钩住髌骨下极前缘和部分髌腱。如为粉碎性骨折,钩住其主要的骨块和最大的骨块,然后再用抓髌器较宽的一侧,钩住近端髌骨上极前缘亦即张力带处。如为上极粉碎性骨折,先钩住上极粉碎性骨块,再钩住远端骨块。注意抓髌器的双钩必须抓牢髌骨上下极的前侧缘。最后将加压螺旋稍加拧紧使髌骨相互紧密接触。固定后要反复伸屈膝关节以磨造关节面,达到最佳复位。骨折复位后应注意抓髌器螺旋盖压力的调整,因为其为加压固定的关键部位,松则不能有效地维持对位,紧则不能产生骨折自身磨造的效应(图 4-24)。⑤髌骨抱聚器固定法:电视 X 线透视下无菌操作,先抽尽膝关节腔内积血,利用胫骨结节髌骨外缘的关系,在胫骨结节偏内上部位,将抱聚器的下钩刺穿皮肤,进入髌骨下极非关节面的下方,并向上提拉,确定是否抓持牢固。并用拇指后推折块,让助手两手拇指在膝关节两旁推挤皮肤及皮下组织向后以矫正翻转移位。将上针板刺入皮肤,扎在近折块的前侧缘上,术者一手稳住上下针板,令助手拧动上下手柄,直至针板与内环靠近,术者另一手的拇指按压即将接触的折端,并扪压内外侧缘,以防侧方错位,并加压固定。再利用髌骨沿股间窝下滑及膝关节伸屈角度不同和髌股关节接触面的变化,伸屈膝关节,纠正残留成角和侧方移位。应用髌骨抱聚器治疗髌骨骨折具有骨折复位稳定、加速愈合、关节功能恢复理想的优点(图 4-25)。

2.切开复位内固定

适用于髌骨上下骨折块分离在 1.5 cm 以上、不易手法复位或其他固定方法失败者。方法是在硬膜外麻醉或股神经加坐骨神经阻滞麻醉下,取膝前横弧形切口,切开皮肤皮下组织后,即进入髌前及腱膜前区,此时可见到髌骨的折面及撕裂的支持带,同时有紫红色血液由裂隙涌出,吸净积血,止血,进行内固定。目前以双 10 号丝线、不锈钢丝、张力带钢丝固定为常用(图 4-26)。

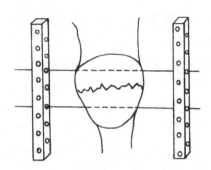

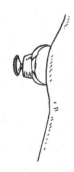

图 4-23　闭合穿针加压内固定　　　　图 4-24　抓髌器固定法

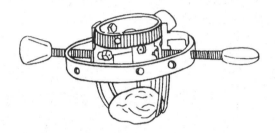

图 4-25　髌骨抱聚器固定法

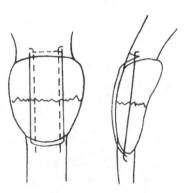

图 4-26　张力带钢丝内固定

(二)药物治疗

髌骨骨折多瘀肿严重,初期可用利水逐瘀法以祛瘀消肿,具体方药参照股骨髁间骨折。若采用穿针或外固定器治疗者,可用解毒饮加泽泻、车前子;肿胀消减后,可服接骨丹;后期关节疼痛活动受限者,可服养血止痛丸。外用药初期肿胀严重者,可外敷消肿散。无移位骨折,可外贴接骨止痛膏。去固定后,关节强硬疼痛者,可按摩展筋丹或展筋酊,并可用活血通经舒筋利节之苏木煎外洗。

(三)功能康复

复位固定肿胀消退后,即可下床活动,让膝关节有小量的伸屈活动,使髌骨关节面得以在股骨滑车的磨造中愈合,有利于关节面的平复。2～3周,有托板固定者应解除,有限度地增大膝关节的活动范围,6周后骨折愈合去固定后,可用指推活髌法解除髌骨粘连,以后逐步加强膝关节屈伸活动锻炼,使膝关节功能早日恢复。

第八节　胫骨平台骨折

胫骨平台骨折是骨科领域的一个难题,1990年以来随着新的内固定技术的发展,骨科医师已经能较好地治疗胫骨平台骨折,特别是合并有严重软组织损伤的复杂胫骨平台骨折。

按 Hohl 统计,胫骨近端骨折占骨折总数的 1%,老年人骨折的 8%。胫骨平台骨折中外髁骨折占 55%～70%,单纯内髁骨折占 10%～23%,双髁骨折占 10%～30%。

一、解剖概要

胫骨平台关节面有 10° 的向后成角,在内外深之间有髁间棘,为前、后叉韧带附着。胫骨结节位于胫骨前嵴关节线以下 2.5～3.0 cm,为髌腱附着。Gerdy 结节位于胫骨上端前外侧面,为髂胫束附着。腓骨对胫骨近端起支撑作用,为外侧副韧带和股二头肌止点。

内侧髁比外侧髁骨质更加坚硬。胫骨平台内髁覆盖 3 mm 厚的软骨,外髁覆盖 4 mm 厚的软骨。外侧髁面积小而高,内侧髁低而平。内外髁的边缘部分被半月板覆盖,内侧半月板有胫骨韧带将其附着于胫骨。

二、损伤机制

内外翻暴力加垂直暴力。完整的内侧副韧带在外翻暴力中像一个铰链，使股骨外侧髁顶压胫骨外侧平台，造成胫骨平台骨折。在内翻暴力中，外侧副韧带起着相同的作用，引起内髁骨折，常合并侧副韧带、叉韧带和半月板损伤。

三、分型

Schatzker 分型是当前应用最为广泛的分型，将胫骨平台骨折分为 6 型。Ⅰ型、Ⅱ型、Ⅲ型是低能量暴力骨折，Ⅳ型、Ⅴ型、Ⅵ型是高能量暴力骨折(图 4-27)。

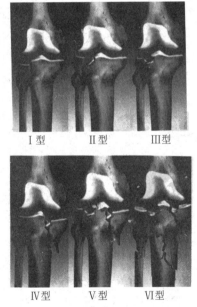

Ⅰ型　　Ⅱ型　　Ⅲ型

Ⅳ型　　Ⅴ型　　Ⅵ型

图 4-27　胫骨平台骨折 Schatzker 分型

（1）Ⅰ型：外侧平台劈裂骨折无关节面塌陷，多发生于年轻人。骨折移位时常有外侧半月板撕裂，或向四周移位或半月板嵌入骨折间隙。

（2）Ⅱ型：外侧平台劈裂关节面压缩骨折，多发生于 40 岁或以上的患者。

（3）Ⅲ型：外侧平台单纯压缩骨折。压缩部分常位于关节中心部位，由于压缩部位大小和压缩程度的不同及外侧半月板损伤情况的不同，这种损伤可以是稳定或不稳定骨折。外侧和后侧的关节面压缩比中央压缩更加不稳定。

（4）Ⅳ型：高能量暴力骨折类型。胫骨内侧平台骨折，这种损伤由中等至高能量暴力致伤，Ⅳ型骨折常合并膝关节脱位、血管损伤，因此须仔细检查。

（5）Ⅴ型：高能量暴力损伤双侧平台骨折。合并神经、血管损伤。

（6）Ⅵ型：高能量暴力损伤双侧平台骨折加胫骨干与干骺端分离，在 X 线片上常显示为粉碎爆裂骨折，常合并膝部软组织严重损伤、筋膜间室综合征和严重神经、血管损伤。

Bennett 和 Browner 认为，在此 6 型骨折中，Ⅱ型骨折有较高的内侧副韧带撕裂发生率，Ⅳ型骨折有较高的半月板损伤发生率。

四、诊断

（一）临床表现

1.症状

胫骨平台骨折患者都有疼痛、膝关节肿胀和下肢不能负重的症状。病史可以帮助医师判断是低能量还是高能量损伤。常合并张力性水泡、筋膜间室综合征、韧带断裂、神经及血管损伤，这些都由高能量暴力所致胫骨平台骨折引起。

2.体征

膝关节主动、被动活动受限，胫骨近端和膝关节局部肿胀和压痛，内外翻畸形，注意检查骨折部位软组织情况和神经、血管情况。

（二）X 线检查

正侧位 X 线片可显示绝大部分胫骨平台骨折。高能量暴力所致骨折 X 线片往往显示骨折块相互重叠。牵引下拍片可以得到清晰骨折形态，并可以同时检查膝关节韧带完整与否和利用韧带整复骨折移位(图 4-28、图 4-29)。

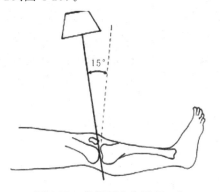

图 4-28 投照时应向足倾 15°

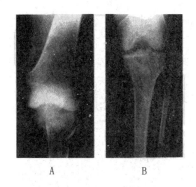

A B

图 4-29 胫骨平台骨折前后位 X 线

A.未经牵引,胫骨平台骨折前后位 X 线;B.牵引下胫骨平台骨折前后位 X 线片

(三)CT

CT 可以更清晰地显示骨折情况资料,26%的患者经 CT 检查后改变了治疗计划。通过矢状面、额状面和水平面重建可以更进一步了解骨折移位和关节面塌陷、移位的形态。最好行牵引下 CT 扫描,这样可以得到更多的信息。

(四)MRI

MRI 检查胫骨平台骨折的准确性和精确度等同于 CT,对于软组织损伤,包括侧副韧带、半月板损伤的诊断比 CT 好。

(五)血管造影

怀疑血管损伤时应行血管造影。高能量暴力造成的骨折、骨折-脱位,不能解释的筋膜间室综合征和 Schatzker Ⅳ 型、Ⅴ 型、Ⅵ 型骨折要警惕有血管损伤。血管造影可直观地观察到血管损伤部位。

五、治疗

(一)Ⅰ型

此型骨折多伴有半月板损伤,术前应行 MRI 检查,也可用关节镜检查骨折和外侧半月板。半月板周缘损伤或半月板嵌于骨折间隙在切开复位内固定同时行半月板修补。如果无半月板损伤,常可行闭合复位经皮螺纹钉固定。复位的一个重要技术是复位钳偏心夹持,利用扭曲和旋转使骨折块复位。通常用2枚直径 6.5 mm 或直径 7.0 mm 松质骨螺钉固定。如果外侧髁基底部粉碎,则需行加压钢板固定加植骨。如果经皮不能得到满意的复位(满意复位指骨折移位＜1 mm),就应切开复位固定(图 4-30)。

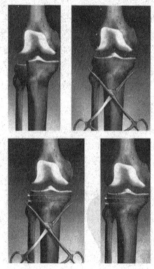

图 4-30　Ⅰ型胫骨平台骨折固定

(二)Ⅱ型

术前准确估计关节面塌陷的部位和程度,大多数情况下是前侧或中央关节面塌陷,最好的手术入路是行膝外侧直切口剥离外侧肌肉,在半月板下横行切开关节囊暴露关节。掀起外侧半月板将使胫骨外髁更好地暴露。也可通过像翻书一样翻开前侧劈裂的骨片暴露塌陷的关节面。首先复位塌陷的关节面,关节面下填塞植骨,然后复位劈裂的骨折片,最后应用松质骨螺钉固定。多枚克氏针置于关节下骨可明显提高内固定对关节的支撑强度,因此提倡采用多枚松质骨螺钉固定。如骨质疏松或劈裂骨块粉碎则行支撑钢板固定(图 4-31~图 4-33)。

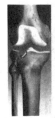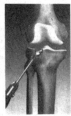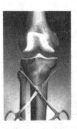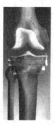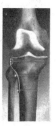

图 4-31　Ⅱ型胫骨平台骨折内固定(一)

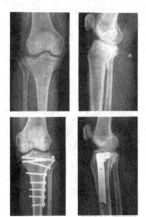

图 4-32　Ⅱ型胫骨平台骨折内固定(二)

(三)Ⅲ型

多发生于老年人,如果关节塌陷范围小,膝关节稳定,可行保守治疗。相反膝关节不稳定,患者年龄较轻就有内固定指征。CT 或

MRI可以测量塌陷范围和程度。传统的手术治疗方法是膝关节外侧入路,开一骨窗,将关节面抬起,植骨填塞,然后拉力螺钉固定,现今使用关节镜观察关节面复位情况,仅做一小切口,植骨填塞关节面抬起后的骨缺损(图4-34)。

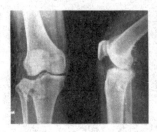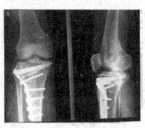

图4-33 Ⅱ型胫骨平台骨折支撑钢板固定

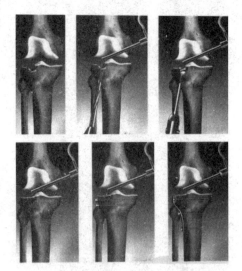

图4-34 Ⅲ型胫骨平台骨折固定

(四)Ⅳ型

常合并胫骨髁间棘骨折、膝关节脱位和神经、血管损伤,有时骨折反而并不是很严重。但这些严重的软组织损伤使膝关节非常不稳定。非手术治疗只适用于无移位骨折。即使是很小的移位采用石膏固定都会留下显著的膝内翻畸形。若骨质良好,为低等至中等暴力损伤,外翻膝关节复位,经皮螺钉固定(图 4-35)。

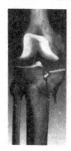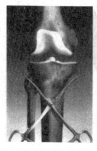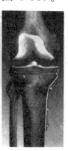

图 4-35　Ⅳ型胫骨平台骨折固定

高能量暴力引起的内髁骨折常有骨折显著移位、外侧副韧带撕裂或腓骨小头骨折,需切开复位内固定,行支撑钢板固定。髁间棘撕脱骨折则行钢丝或长拉力螺钉固定。

(五)Ⅴ型和Ⅵ型

都是涉及两髁的骨折。常见于轴向暴力作用于伸直的膝关节,由高能暴力引起,合并严重的软组织损伤。同时应高度警惕神经、血管损伤和筋膜间室综合征(图 4-36)。这两型骨折不适宜非手术治疗。传统上行大切口、双钢板固定,但是这将招致许多严重的并发症包括伤口裂开和感染。

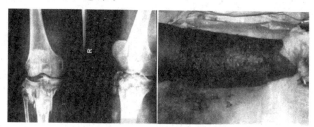

图 4-36　Ⅵ型胫骨平台骨折合并严重的软组织损伤

为了减少并发症,提高疗效,现在多应用以下方法:①应用股骨复位器间接复位,然后有限切口复位塌陷的关节面,植骨填塞关节面抬起后遗留的空腔。最后用 2～3 枚松质骨螺纹钉固定。如果内髁骨片基底不是粉碎的,利用韧带整复内髁骨折片往往会复位。此时通过置于外侧钢板的长拉力螺钉将内髁骨折片固定。当内髁骨折片基底粉碎,利用间接韧带整复技术不能使其复位时,切开复位内髁用1个小支撑钢板固定。②随着骨折粉碎程度的严重,放置内侧小支撑钢板的并发症发生率就越高,对这些患者,可在内侧应用半针外固定架替代内髁小支撑钢板。1～2枚外固定架针平行于关节置于内侧。外固定架维持6～10周,直至出现明显骨折愈合征象。随着软组织损伤程度的加重,外侧放置钢板后并发症的可能性也大大增加,这时在内侧行单边外固定架固定,拉力螺钉固定外髁骨折。③环形外固定架也是处理这种严重损伤的一个很好办法。虽然外固定架技术很大程度上依赖韧带复位技术,使骨折有一定程度复位,但它不能复位嵌插的关节面。复位塌陷的关节面必须行有限切开,透视或关节镜监控下复位塌陷的关节面。

六、合并症

(一)胫骨平台骨折合并韧带损伤

韧带损伤包括内侧副韧带损伤、半月板撕裂、前叉韧带撕裂。Bennett 和 Browner 发现 56% 的胫骨平台骨折中有软组织损伤。内侧副韧带损伤占 20%,外侧副韧带损伤占 3%,半月板损伤占 20%,腘神经损伤占 3%,前叉韧带损伤占 10%。

韧带损伤将引起膝关节术后不稳定,导致膝关节功能很差。诊断韧带损伤应拍平片、应力位片、物诊和手术探查。膝关节内、外翻≥10°说明韧带断裂。但不要将由于骨折移位而引起的膝关节面倾斜所产生的角度误诊为韧带损伤。合并有腓骨头和胫骨髁间棘撕脱骨折、股骨髁或胫骨髁撕脱骨折常提示韧带损伤。

(二)血管损伤

低能量暴力一般不引起血管损伤,而高能量暴力所致骨折Schataker Ⅳ型、Ⅴ型和Ⅵ型易引起血管损伤。由于腘动脉在腘部被其分支束缚,移动范围很小,因此骨折移位容易引起血管损伤。血管造影可进一步明确诊断,行血管造影的指征是动脉搏动减弱或消失、大血肿、瘀斑、进行性肿胀、持续性动脉出血损伤以远的皮肤发凉、青紫和有相邻的神经损害。

处理:足背动脉搏动可触及,先固定骨折。足背动脉不能触及且距受伤时≥6小时,首先重建血运,应用外固定架恢复患肢长度和稳定。在修复动脉的同时要修复合并的腘静脉损伤,局部缺血时间超过6小时要考虑4个筋膜间室切开术减压。

七、术后处理

胫骨平台骨折术后处理的特点是早期活动,延迟负重。内固定稳定者用CPM锻炼。然后行步态训练和主动功能锻炼。Schatker Ⅰ型、Ⅱ型、Ⅲ型骨折,4～8周内不负重,直到有早期骨愈合的X线影像。在4～8周后可部分负重,3个月后完全负重。

Ⅳ型、Ⅴ型、Ⅵ型胫骨平台骨折由于软组织损伤重,如果内固定牢固,术后尽量应用CPM锻炼,一般在术后8～12周,X线显示有骨折愈合才逐渐下地活动。韧带整复外固定架固定后骨折愈合较慢,适当晚负重。胫骨平台骨折术后,如果无局部不适,内固定物可长期保留,Ⅰ型、Ⅱ型、Ⅲ型骨折愈合快,伤后1年可去除内固定物。Ⅳ型、Ⅴ型、Ⅵ型,尤其是Ⅴ型、Ⅵ型由于骨折线沿至骨干,骨折愈合较慢,一般18～24个月方可去除内固定物,然后挂拐4～6周才能参加剧烈活动。

八、术后并发症

胫骨平台骨折难以处理,即使有周密的术前准备、手术设计和精细的操作,也难免发生严重的并发症。胫骨平台骨折术后并发症分为2类:早期并发症如复位失败、深静脉血栓、感染;晚期并发症如骨不连、内固定物断裂、创伤性关节炎。

(一)感染

膝部周围皮肤受伤情况是感染的最重要原因。不适当的切口和放置大型内固定物是造成感染的另一个原因,延迟手术时间,保护骨片上的软组织,采用小的内固定物可减少感染的发生。感染发生后,冲洗、清创,去除失去生机的骨和软组织。深部感染和脓肿需要切开引流,5～7天闭合伤口,或转移皮瓣覆盖伤口。小的无脓窦道,行冲洗、清创后放置引流管,闭合伤口。

(二)骨不连

低能量暴力致伤,骨不连少见,Schatacker Ⅵ型骨折骨不连多见。由于下肢制动和骨折粉碎造成骨质疏松使骨不连的治疗更困难。萎缩性和非感染性骨不连可直接行植骨术,感染性骨不连应用抗生素、转移皮瓣、外固定等治疗。

(三)创伤性关节炎

胫骨平台骨折后关节面不平和膝关节不稳定是导致创伤性关节炎的主要因素。另外下肢轴线改变也是导致创伤性关节炎的重要因素。患者对内翻畸形的承受力远差于外翻畸形,但是大多数患者均为内翻畸形。如果关节炎局限在内髁或外髁或由于下肢负重轴线改变引起,可行截骨术,如果有严重的创伤性关节炎则行膝关节置换术。

(四)膝关节僵硬

伸膝装置的瘢痕、膝关节和髌股关节的纤维渗出粘连都导致膝关节僵硬,做术后制动使粘连加重。3～4周的制动会导致一部分膝关节的永久僵硬。

第九节　胫腓骨干骨折

胫腓骨干骨折约占全身骨折的6.6%,发病高峰为10～20岁,开放性骨折约占1/4。其中以胫腓骨干双骨折最为多见,胫骨干单骨折次之,腓骨干单骨折最少见。胫骨的营养动脉由胫骨干上1/3的后外侧穿入,在致密骨内下行一段距离后进入髓腔。胫骨干中段以下发生骨折,营养动脉易发生损伤。往往造成下骨折段血液供应不良,发生延迟愈合或不愈合。胫骨上端有股四头肌及内侧腘绳肌附着,此二肌有使近侧骨折段向前向内移位的倾向。小腿的肌肉主要在胫骨的后面及外面,伤后肿胀消退后,易引起骨折移位。腘动脉在进入比目鱼肌的腱弓后分为胫前与胫后动脉,此二动脉贴近胫骨下行,胫骨上端骨折移位时易损伤此血管,引起缺血性挛缩。胫骨内侧面仅有皮肤覆盖,故骨折断端易刺破皮肤形成穿破性骨折。由于小腿的解剖及生理特点,如处理不当,则可能出现伤口感染、筋膜间隔综合征、骨折延迟愈合或不愈合等并发症,进而留下严重的后遗症。

一、病因、病理与分类

(一)病因

直接暴力或间接暴力均可造成胫腓骨干骨折。

(1)直接暴力:常常由交通事故或工农业外伤等所致。暴力多由外侧或前外侧而来,骨折多是横断、短斜面、蝶形、多段、粉碎。胫腓骨两骨折线都在同一水平,软组织损伤较严重。整个胫骨的前内侧面位于小腿的皮下,易造成开放性骨折。

(2)间接暴力:常因在生活或运动中扭伤、摔伤所致。骨折多为斜形或螺旋形。双骨折时,腓骨的骨折线较胫骨高,软组织损伤轻,开放性骨折则多为移位的骨折尖端自里而外穿出,故污染较轻。

(二)病理

骨折移位趋势既和外力有关,也和肌肉收缩有关。由直接外力致伤时,外力方向多来自外侧,而扭转的间接暴力也多为身体内旋,小腿相对外旋,而小腿肌肉又在胫骨的外后侧。因此,胫腓骨干双骨折的移位趋势多为向前内成角,或远骨折段外旋;而胫骨干单独骨折则往往出现向外成角移位。

(三)分类

通常最能指导临床治疗的分类分为稳定型与不稳定型两种。一般来说,横断、短斜形骨折属于稳定型;粉碎性、长斜形、螺旋形骨折属于不稳定型。这种分类必须根据每个病例的不同特点,不能一概而论。埃利斯(Ellis)、尼科尔(Nicoll)等人按照创伤的严重程度,将胫腓骨骨折分为3度。

Ⅰ度:骨折无粉碎骨片或仅有极小的粉碎骨片。骨折移位程度小于骨干横截面的1/5。软组织损伤轻,无开放性创口或仅有微小的开放性伤口。

Ⅱ度:骨折的粉碎性骨片较小。骨折移位程度在骨干横截面的1/5~2/5。软组织有中等程度损伤。开放性伤口小、污染轻。

Ⅲ度:骨折呈严重粉碎,完全移位。软组织损伤严重,开放性伤口较大,甚至有皮肤缺损,污染严重。

损伤的严重程度直接关系到预后。据统计,轻度损伤者,正常愈合的病例占90%以上,而重度损伤正常愈合率低于70%。

二、临床表现与诊断

闭合性骨折伤后患肢疼痛、肿胀、畸形,小腿的负重功能丧失,可有骨擦音和异常活动。损伤严重者,在小腿前、外、后侧筋膜间隔区单独或同时出现感觉异常、疼痛、肿胀、压痛、肌肉牵拉性疼痛、张力性水疱、皮温和颜色的变化、肌力和血运变化等,即属小腿筋膜间隔综合征的表现。X线片可明确骨折类型、部位及移位程度。

三、治疗

治疗的目的是恢复小腿的长度和负重功能。因此,应重点处理胫骨骨折。对骨折端的成角畸形与旋转移位,应予完全纠正,避免影响膝、踝关节的负重功能和发生关节劳损。除儿童病例不太强调恢复患肢与对侧等长外,成人应注意恢复患肢与对侧相等的长度及生理弧度。胫腓骨干骨折一般分为开放性骨折和闭合性骨折、稳定性骨折和不稳定性骨折。凡有严重早期并发症,如休克、筋膜间隔综合征、神经及血管损伤者,应主要处理并发症。骨折仅做临时性固定,待并发症好转时,再重点处理骨折。无移位的稳定性骨折,可用夹板或石膏固定;有移位的稳定性骨折,复位后用夹板或石膏固定。

不稳定性骨折可用手法复位,夹板固定配合跟骨牵引。

(一)闭合性胫腓骨骨折的治疗

胫腓骨的闭合性骨折可分为稳定型与不稳定型。有些骨折伴

188

有邻近组织、血管、神经的损伤。治疗时要根据骨折的类型特点、是否伴有其他并发症及其程度等具体情况，择优选用不同的方法。其基本目的是恢复小腿长度、对线和持重功能。治疗方法有闭合复位外固定、牵引、切开复位内固定3种。

1.闭合复位外固定

（1）手法整复：骨折后治疗越早，越易复位，效果也越好。应尽可能在伤后2～3小时肿胀尚未明显时进行复位且容易成功。必要时可配合镇痛药、麻醉药、肌肉松弛药，以利达到完全整复的目的。当骨折后肢体明显肿胀时，不宜强行复位。可给予暂时性制动，促进血液循环，减少组织渗出及令肿胀消退，待肿胀消退后再行整复固定。复位手法包括牵引、端提、夹挤分骨、摇摆等，然后以拇指及示指沿胫骨前嵴及内侧面来回触摸骨折部，检查复位是否平整，对线是否良好。复位满意后放置纸压垫以防止胫骨向内成角。

（2）小夹板固定：适用于胫腓骨中下段的稳定型骨折或易复位骨折，如横断、短斜形和长斜形骨折，尤其以胫骨中段的横断或短斜形骨折更为适宜。中1/3段骨折，夹板上方应达腘窝下2 cm，下达内外踝上缘，以不影响膝关节屈曲活动为宜。下1/3段骨折，夹板上达腘窝下2 cm，下抵跟骨结节上缘，两侧用超踝夹板固定。使用夹板时必须要注意加垫位置、方向，必须注意夹板松紧度，密切观察足部血运、疼痛与肿胀情况，必要时松解夹板，避免发生局部压疮及肢体坏死等严重并发症。本法以夹板固定为特点，以手法复位和功能锻炼为主，体现了"动静结合、筋骨并重、内外兼治、医患结合"的骨折治疗原则。通过夹板、压垫压力和布带约束力，肌肉活动产生的内在动力，间断性增强压垫的效应力，固定力得到增强，反复推挤移位的骨折端，残余畸形得以纠正，保护整复后骨折不再移位。沿小腿纵轴进行肌肉舒缩，可使断端之间产生生理性应力刺激，促进骨折愈合。

（3）石膏外固定：石膏外固定在治疗胫腓骨骨折的应用上比较广泛。其适用于比较稳定的骨折，或经过一段时间牵引治疗后的骨折，以及辅助患者进行功能锻炼（功能石膏）等情况。最常用的是长腿管形石膏固定，一般是在有垫的情况下进行的，打石膏时要注意3点应力关系。固定期间要保持石膏完整，若有松动及时更换。因为肢体肿胀消退后易因空隙增大而致骨折再移位。在牵引治疗的基础上，肿胀消退后也可改用无衬垫石膏固定，保持与肢体之间的塑形。长腿管形石膏一般需固定6～8周再拆除。这种石膏固定，易引起膝、踝关节僵硬，下肢肌肉萎缩，较长时间固定还有能引起骨质吸收、萎缩的缺点。有学者提出小腿功能石膏，也称髌韧带负重装置（PTB），即在胫腓骨骨折复位后，打一个起自髌上韧带，下至足趾的膝下石膏，在胫骨髁部、髌骨及髌腱部很好地塑形。可早期负重行走，由小腿软组织与石膏间相互拮抗力量得以均衡地维持，膝关节自由活动不会引起骨端移位。这种石膏可避免长腿管形石膏因超膝关节固定产生的缺点。早期负重，也利于促进骨折愈合。有人主张在胫腓骨骨折临床愈合后，改用这种石膏协助功能锻炼。有学者认为骨折临床愈合后，若要进行外固定，又要解放膝、踝关节，采用小腿内外侧石膏夹板更为实用且操作简便。从某种意义上说，小腿内外侧石膏夹板也属于一种功能石膏。石膏固定期间发现骨折在石膏中成角移位时，宜先采用楔形矫正法予以矫正，不必更换石膏。发生在胫腓骨中下1/3交界处以下的稳定型骨折，也可采用小腿U形石膏固定，操作方便，利于活动及功能锻炼。骨骼穿针牵引配合石膏外固定，近年来逐渐被改良的各类骨骼穿针外固定支架或加压器所替代。

　　（4）骨骼穿针外固定器与功能位支架：最早由马尔盖根（Malgaigen）应用，并逐步发展至今。它适用于各种类型的胫腓骨骨折，尤其是有伤口、创面及软组织损伤严重或感染的病例。Hoffmann外固定支架、Rockwood功能支架、伊利扎诺夫外固定支架等外固定器功能支架操作简便，调节灵活，固定可靠。伤肢能早期负重，行功能锻炼，促进骨折愈合。这种治疗方法正逐渐被更多的人所接受并采用。其缺点是自动纠正侧方移位的能力差，骨骼穿针的同时，肌肉组织也被克氏针相对固定而限制舒缩，从而引起不同程度的肌萎缩。此外，还有继发针孔感染的可能。

2.牵引

持续性牵引是骨折整复、固定的重要手段,有些不稳定的闭合性骨折,如斜形、螺旋形、粉碎性骨折,在闭合性复位不能达到要求时,或肢体肿胀严重,不适于整复时,可行一段时间牵引治疗,以达到骨折复位、对线的目的。治疗小腿骨折的牵引通常是骨牵引。牵引针可打于胫骨下端或跟骨之上,以跟骨牵引更为常用。跟骨牵引进针点是在内踝尖部与足跟下缘连线的中点,由内向外。内侧针孔应比外侧针孔略高 0.5～1.0 cm,使牵引的小腿远端轻度内翻,以恢复其生理弧度,使骨折更接近于解剖复位。牵引初时的整复重量为 4～6 kg,待肢体肿胀消退、肌肉张力减弱后,减到维持重量 2～3 kg。在牵引早期锻炼股四头肌,主动活动踝关节与足趾。第 3～4 周撤除牵引,施行夹板外固定,直至骨痂形成,骨折愈合。

3.切开复位内固定

非手术疗法对多数闭合性胫腓骨骨折都能达到满意的治疗效果。但切开复位内固定对于保守疗法难以成功的胫腓骨骨折更不失为一种好方法。必须明确:手术内固定虽可防止成角和短缩,但骨折愈合速度并不会加快,手术本身将冒感染、皮肤坏死等风险,应慎重施行,必须严格掌握适应证,在严格的无菌操作下手术。闭合性胫腓骨骨折有以下情况时适于手术治疗:①骨折合并血管、神经损伤需探查神经、血管者,可同时行内固定;②无法复位的胫腓骨骨折,如有软组织嵌入;③胫骨多段骨折者;④肢体多发骨折为避免相互牵制和影响者;⑤胫腓骨骨折合并膝关节、踝关节损伤者。

(1)髓内针内固定:适用于胫骨多段骨折,现有用梅花形髓内针。髓内针的长短、粗细要与胫骨长度和髓腔相适宜。方法是在胫骨结节内侧做一小的纵形切口,用粗钻头(9 mm 或 9.5 mm)向胫骨下后方钻孔,然后改变钻入方向使之与髓腔保持一致。将髓内针向下插入骨洞,沿髓腔缓缓打入。复位骨折端,使髓内针通过骨折线,针尖达到胫骨远端干骺端。术后可用石膏托固定,术后2～4周可扶拐杖逐渐负重。髓内针应在骨坚强愈合后拔除。有一种称为 Ender 钉的多根弧形髓内钉自 1969 年应用于临床,多用于股骨上端骨折,也可用于胫骨骨折。骨折复位后,在X线监视下,将克氏针3～4枚自胫骨结节向下插入,沿髓腔通过骨折线到胫骨下端,钉端呈扇形或餐叉样摊开。其优点是操作简便、失血少、很少感染。缺点是有时骨折复位不理想,钉子远端未散开,固定不稳,控制旋转能力差。近年正流行一种既能控制骨折后短缩、旋转,又可进行闭合穿钉的交锁髓内钉。它除了可用于股骨骨折外,还可用于胫骨骨折。交锁髓内钉使手术趋向微创。新近由于一种新型的远端锁钉瞄准系统的出现,大大减少了术中使用X线机的次数。交锁髓内钉分为实心和空心两型,实心型直径较细,又称为不扩髓髓内钉,而空心型髓内钉较粗,髓腔要求扩大。

(2)螺钉内固定:单纯螺钉内固定适用于胫腓骨的螺旋形或长斜形骨折,尤其是接近骨端处的骨折。用1～2枚螺钉直接固定于复位后的骨折部。螺钉钻入的方向要与骨干的纵轴垂直,不可垂直于骨折线,否则会因骨折端的剪力而使骨折再移位。单纯螺钉内固定后,应辅以石膏固定4～6周。

(3)钢板螺钉内固定:切开复位内固定中较常用的方法。适用于胫骨的斜形、横形、螺旋形等骨折,闭合复位不满意者,骨延迟愈合或骨不连者,骨折伴有血管、神经损伤需手术探查处理的病例。钢板有普通型和加压固定型。近年来有用钛合金材料制成的钢板,材质牢固、体轻、生物反应小。螺钉选用皮质骨螺钉。使用何种钢板应依据骨折的类型、程度等具体情况来选择。手术需在严格无菌条件下进行,以小腿前外侧骨折部为中心,稍向外侧凸做弧形切口,进入后应尽量少地剥离骨膜,尽可能减少周围组织损伤。清除断端组织,注意打通髓腔。复位时以胫骨骨嵴作为标志使其成为一条直线。如需植骨,可取自体松质(如髂骨)骨端周围植骨。置入钢板,以螺钉固定,选用加压钢板时应注意加压孔的位置和方向。从力学角度看,钢板应置于骨干的张力侧。胫骨前面位于皮下,后面肌组织、神经、血管多,难以显露且损伤机会多。所以,钢板大多置于前外侧。应用普通钢板,手术应给予下肢石膏托固定4～6周。加压钢板固定术后一般无须行石膏外固定。骨折稳固愈合后可负重行走。

4.功能锻炼

固定当天可做股四头肌收缩锻炼和踝关节屈伸活动。跟骨牵引者,还可以用健腿和两手支持体重抬起臀部。稳定性骨折第 2 周开始练习抬腿及膝关节活动,第 3 周开始扶双拐不负重锻炼;不稳定性骨折则在解除牵引后仍需在床上锻炼 1 周,才可扶拐不负重锻炼,直至临床愈合,再解除外固定。

(二)开放性胫腓骨骨折的治疗

胫腓骨的开放性骨折是长骨干中发生开放性骨折最常见的部位。这是由其特殊的解剖、生理特点所决定的。整个胫骨的前内侧面位于皮下,外伤形成开放性骨折后,易发生污染、皮肤缺损、软组织损伤等,给治疗带来很大困难。若处理不当,很容易造成皮肤坏死、骨外露、感染、骨缺损、骨折延迟愈合或不愈合,甚至截肢的严重后果。因而,对开放性胫腓骨骨折的治疗必须加以重视和很好地掌握。诊断开放性胫腓骨骨折多无困难,有胫腓骨骨折合并局部皮肤与软组织破损,骨折端与外界相通,即可诊断。有些情况下,通过皮肤创口可直视胫骨的骨折端。通过病史、体检已能确诊的开放性胫腓骨骨折也必须摄 X 线片,以了解骨破坏的程度。

1.开放性胫腓骨骨折软组织损伤

程度与损伤性质的关系:皮肤、软组织损伤程度是开放性胫腓骨骨折治疗的关键问题之一。损伤程度直接决定皮肤、软组织的损伤类型。因此,必须详细了解致伤外力的性质。

(1)间接外力:多产生斜形、螺旋形骨折,皮肤软组织的伤口为骨折端刺破,形成自内向外的开放性骨折。故具有伤口小、软组织损伤挫灭轻、无污染或仅有轻度污染、软组织与骨折易于愈合等特点。

(2)直接外力:常造成粉碎性骨折,皮肤软组织损伤严重,多见于以下几种情况。①硬器伤。由金属物品的撞击致伤,一般创口较小,出血少,有时有多处伤口,骨折多为横形、斜形或螺旋形,伤口污染相对较轻。②碾轧、捻挫伤。由车轮、机械齿轮挤压所致,损伤多为多段粉碎性骨折,形成开放性创口,皮肤、软组织严重挫灭,甚至缺损。骨组织与皮肤及软组织分离。③火器伤。枪伤往往造成贯通伤,皮肤伤口入口小、出口大,伤口周围有不同程度烧伤。骨折多为粉碎性,常伴有骨缺损,有时可伴有血管、神经损伤。爆炸伤常造成严重的粉碎性骨折,骨块遗失、缺损,皮肤、软组织大面积损伤且程度严重,血管、神经损伤或裸露,创口污染严重,可能有各种异物在骨与软组织内存留。

2.开放性胫腓骨骨折的分类

(1)根据软组织损伤的轻重可分为 3 度:①Ⅰ度,皮肤被自内向外的骨折端刺破,伤口<1 cm。②Ⅱ度,皮肤被刺破或压碎,软组织有中等程度损伤,伤口>1 cm。③Ⅲ度,广泛的皮肤、软组织严重损伤及缺损,常伴有血管、神经损伤。

(2)开放性胫腓骨骨折的预后不仅与皮肤软组织损伤程度有关,亦与骨折程度有密切关系,骨折损伤程度不同,其愈合能力差别很大。根据骨折损伤的程度可分为 3 度。①Ⅰ度:胫腓骨双骨折为横形、斜形、螺旋形并有轻度移位。②Ⅱ度:胫腓骨双骨折,其中胫骨为粉碎性并有明显移位或多段粉碎性骨折。③Ⅲ度:胫腓骨双骨折,胫骨严重粉碎骨折形成骨质缺损。

3.开放性胫腓骨骨折的治疗

(1)全身治疗:发生开放性胫腓骨骨折常伴有创伤后的全身反应或其他部位的合并损伤,因而,全身治疗是必不可少的主要治疗环节,其中包括止血、止痛、抗休克。开放性胫腓骨骨折伤口有活动性出血,应及时止血。但对较大的出血伴有肢体远端血运障碍者,其出血点不易轻易结扎,可使用局部压迫止血,同时积极准备手术探查修复损伤血管。如患者处于休克状态应及时输血、输液、进行抗休克治疗,适当应用止痛剂减少疼痛刺激,有利于休克的治疗。

应用抗生素预防感染:开放性胫腓骨骨折伤口往往会被污染,细菌在伤口内一般经过 6～8 小时形成感染。患者入院后即应行伤口污染物或分泌物的细菌培养或涂片检查,根据结果选用敏感抗生素。在未获得培养结果之前,应选用抗球菌和抗革兰阴性杆菌的联合抗生素。

特异性感染的防治:开放性骨折如遇伤口较深者,则有利于厌氧菌的生长繁殖,故应常规使用破伤风抗毒素血清 1 500 U 试敏后肌内注射,如试敏阳性则应脱敏注射。若发现感染伤口有气体溢出,肢体肿胀严重,触之有捻发音,组织坏死等情况,应考虑到气性坏疽的可能,可使用气性坏疽抗毒素血清,同时予以必要的隔离处理。

(2)局部治疗:彻底清创,适当固定骨折,闭合伤口,使开放性骨折转为闭合性骨折是开放性骨折总的治疗原则。

彻底清创:良好的清创本身就是防止感染的重要手段。骨折发生后,在患者全身状况允许的条件下,应尽早施行清创术,以改善伤口组织条件,减少细菌数量。清创的首要原则是必须正确判断软组织的存活能力。对有些软组织失活较大的患者,不可为图能一期闭合伤口而简单清创,这样反而会带来更严重的不良后果。

骨折的固定:治疗开放性胫腓骨骨折,同样有内固定和外固定两种固定方法。对于是否使用内固定目前仍有争论,有学者主张使用内固定,而固定趋向单纯化。针对某些病例的具体情况及伤口条件,在彻底清创的基础上,可视具体情况而定。内固定的基本适应证是多段骨折,合并有血管、神经损伤需手术探查者,其他固定方法难以使骨折复位固定者。内固定常用的方法有单纯螺钉内固定,髓内钉内固定,钢板螺钉内固定。

治疗开放性胫腓骨骨折,外固定也必不可少,可根据具体情况进行选择。石膏外固定可作为内固定后的补充。单纯石膏外固定仅适用于Ⅰ度骨折且稳定者,于伤口处开窗换药。对于有些损伤严重、创面较大、难以固定的开放性骨折,可首先行胫骨下端或跟骨结节牵引,使骨折在较长时间持续施力的条件下得到满意复位,同时利于创口换药。待创口闭合或缩小,骨折部纤维连接后,辅以石膏外固定。

外固定架在治疗胫腓骨开放性骨折上有良好的疗效。其在十分严重的开放性骨折、软组织广泛挫伤甚至缺损、粉碎性骨折等情况时,更具有实用价值,往往是临床上唯一的选择,常用的有

Bastiani 单边式外固定架、双臂外固定架、伊利扎诺夫外固定架等。外固定架本身具有复位和固定作用,且穿针孔远离伤口,不易引起感染,减少骨折端植入金属异物,利于骨折愈合,同时又便于创面、伤口的处理。

闭合伤口:皮肤及软组织Ⅰ度损伤者,在彻底清创后可直接一期闭合伤口。缝合时必须注意,决不可因追求闭合而清创不彻底或勉强缝合,导致张力过大,否则将得到适得其反的结果。有严重的火器伤、有较多无法取出的异物存留、就诊时间较晚、污染重或有明确感染等情况时,可暂时清创,以无菌敷料包扎,不宜一期闭合伤口。皮肤与软组织Ⅱ度损伤者,清创后皮肤软组织常有缺损,可采用筋膜蒂皮瓣、带血管蒂皮瓣一期闭合伤口;或采用肌肉蒂肌瓣转移,同时植皮一期闭合伤口;或暂时先以肌瓣覆盖裸露的骨折部位,使骨折端不与外界相通,然后二期植皮闭合软组织创面。

骨折部裸露处必须以健康软组织覆盖,针对不同部位的皮肤软组织缺损,可采用肌肉成形术的方法覆盖创面。小腿上 1/3 皮肤软组织缺损,取腘窝正中切口至小腿中段,将腓肠肌内侧头切开转至小腿上端皮肤及软组织缺损区。小腿中、下 1/3 皮肤软组织缺损,取小腿内侧中下段胫骨内缘纵形切口,分离比目鱼肌,切断腱膜翻转修复小腿中段内侧软组织缺损;向下分离出趾长屈肌、拇外展肌,覆盖小腿下 1/3 皮肤缺损。

四、合并症、并发症

胫腓骨骨折有许多并发症,其中常见的有软组织损伤、感染、血管损伤、神经损伤、骨筋膜隔室综合征、骨折延迟愈合或不愈合、骨髓炎、失用性骨萎缩、创伤性关节炎、关节僵硬强直等。可以通过预防及正确处理尽量减少这些并发症,这直接关系到患者肢体功能的恢复情况。

(一)血管损伤

胫腓骨上 1/3 段骨折时易并发重要血管损伤。腘动脉向下延续为胫后动脉,同时分出胫前动脉穿过骨间膜上缘进入小腿前方。

此处骨折块移位，腘动脉较固定不能避开，易在分叉处受损。骨间膜的撕裂、局部肿胀等原因，也能导致胫前动脉的裂伤、受压、痉挛。开放性骨折合并血管损伤较易确定，闭合性骨折轻度损害缺血不易判明。有些因骨折压迫、血管痉挛引起的缺血症状，可于骨折复位、痉挛解除后消失。对于闭合性损伤，若出现小腿与足部皮肤苍白、皮温降低、脉搏消失、伤肢感觉与运动功能障碍等表现，说明动脉供血中断现象已很明显，应行手术探查血管。

(二)神经损伤

胫腓骨骨折本身不易引起神经损伤，但也有些胫腓骨上端骨折，骨折端移位较大时可能伤及腓总神经。临床上较多的腓总神经损伤是来自于软组织肿胀及外固定物对神经的压迫。因此，在使用外固定时，必须注意腓骨小头的位置，应加以保护。发生神经损伤后，应立刻解除压迫，可暂行观察待神经功能恢复。多数患者可得到满意恢复或完全恢复的效果。少数患者伤后 3～4 个月仍无感觉，无运动功能恢复的迹象，应行神经探查术。

(三)骨筋膜隔室综合征

胫腓骨骨折中尤其以闭合性骨折而软组织有明显的挫伤者易出现骨筋膜隔室综合征，也可因外固定过紧而引起。小腿由胫骨、腓骨、骨间膜、肌间隔、深筋膜分隔成 4 个骨筋膜隔室，分别为前间隔室、外侧间隔室、后侧深间隔室和后侧浅间隔室。小腿骨折后最易引起小腿前骨筋膜隔室综合征。前骨筋膜隔室位于小腿前外侧，内有胫前肌、拇长伸肌、趾长伸肌、第三腓骨肌、腓总神经、胫前动脉和胫前静脉。当发生胫前骨筋膜隔室综合征时，小腿前外侧发硬，压痛明显，被动伸屈拇趾时疼痛加剧。早期可出现第 1、2 趾蹼间感觉减退，继而发生胫前肌、拇长伸肌、趾长伸肌麻痹。足背动脉早期尚可触到，后期消失。

早期发现应解除外固定，抬高患肢。静脉滴注 20％甘露醇，以改善微循环，减轻水肿。严密观察病情，如病情继续发展加重，应彻底切开深筋膜给筋膜隔室减压。如肿胀的组织膨出切口，肌肉张力仍未解除时，可行肌膜切开减压；如发现肌肉组织已坏死，应一并切除,以减少毒素吸收。切口先不缝合,先用无菌凡士林纱布包扎,待肿胀消退后延期缝合创口。

(四)延迟愈合与不愈合

延迟愈合是胫腓骨骨折常见的并发症,发生率在1%～17%,一般成人胫腓骨骨折经过5～6个月的治疗后,在骨折局部仍有肿胀、压痛、纵轴叩击痛、异常活动,负重行走时骨折处仍疼痛。X线片显示骨折端未连接,无明显骨痂形成,但骨折端无硬化现象,骨髓腔仍通者,即属于延迟愈合。

造成骨折延迟愈合的因素有很多。常见的因素:胫骨骨折多在下1/3处血供不良;因过度牵引造成骨折断分离0.3 cm以上;多次手法复位,骨折对线对位仍不良者,内外固定不确实,骨折局部有异常活动出现;年老体弱,缺乏功能锻炼造成骨质疏松、功能性废用;周围组织感染;骨折端有软组织嵌插。

骨折延迟愈合,应针对病因进行正确的治疗,消除妨碍骨折愈合的因素,为骨折愈合创造良好条件,配合内外用药,骨折是能够愈合的。骨折端有分离者,要去除牵引,在内外固定可靠的情况下,每天用拳叩击患肢足跟,使骨折端嵌插或紧密接触,并鼓励患者扶双拐下地练习患肢负重行走。骨折不愈合是指骨折愈合的功能停止,骨折端已形成假关节。X线片显示骨折断端有明显硬化,骨髓腔封闭,骨质疏松,骨折端分离,虽有骨痂存在,但无骨连接。临床体征有局部压痛,负重痛,异常活动。

造成骨折不愈合的病因主要是内因。骨折过多地粉碎,甚至有骨缺损;骨折严重移位,对位不良,断端有软组织嵌入或血供受阻;开放性骨折合并感染。外因是对骨折处理不当,牵引过度或内固定时造成骨折端分离,手术时骨膜广泛剥离,或伴有神经、血管的损伤。内外固定不恰当亦可造成不愈合。骨折愈合功能已停止的不愈合,应及时采取有效的手术治疗。如有感染伤口,需在伤口愈合后2～4个月才能手术。术中要切除骨折断端之间的纤维瘢痕组织及硬化的骨质,凿通髓腔,使骨折端成为新鲜骨折。矫正畸形,正确复位,坚强固定。植骨要松质骨和坚质骨并用。骨缺损多的,可选用同侧腓骨带肌蒂移位胫腓融合。术后采取适合的外固定,鼓励患者做踝、膝关节功能锻炼。

(五)骨折畸形愈合

胫骨骨折的畸形容易发现,也便于及时纠正,发生率比较低。但也有因粉碎性骨折致软组织损伤严重者易并发畸形愈合,若早期发现应及时处理。在胫骨骨折复位后成角超过 5°者,旋转超过 5°,短缩超过 2 cm 者,都应进行矫正。矫正治疗根据骨折畸形的轻重、部位及愈合的坚固程度,可采取手法折骨、手术截骨、重新切开复位内固定加植骨术等方法。

手法折骨治疗方法适应于骨折虽已愈合,但还不坚固,可用手法将骨折处重新折断,把陈旧性骨折变为新鲜骨折,然后按新鲜骨折处理。手法折骨时不可用暴力,用力稳妥,不可造成新的不必要的损伤。若骨折已超过 3 个月,骨折部位已有骨性愈合,不能用手法折断者,可通过手术方法,将骨性愈合凿开,将骨髓腔打通。如骨干周围新生骨痂不多者,应植入松质骨,按新鲜骨折处理。

(六)失用性骨萎缩

绝大多数发生骨萎缩的患者为长期固定、卧床、不能持重者,其病因主要为缺乏应力刺激,骨质吸收、脱钙所致 X 线上表现为骨质大面积疏松,以近折端为重。较轻的骨萎缩患者可通过增加持重功能锻炼得以恢复或改变,严重的骨萎缩患者则需植骨,术后配合积极的持重功能锻炼。

(七)创伤性关节炎

膝关节、踝关节均可发生,多见于踝关节,且多继发于胫骨远端骨折。主要原因为骨折后复位不精确,固定不确实,以致膝、踝关节的运动轴面不平行。久之使关节功能紊乱,引起疼痛。预防创伤性关节炎最好的方法是确保骨折的良好复位。

第十节 踝部骨折

一、解剖概要

踝关节由胫骨远端、腓骨远端和距骨体构成。胫骨远端内侧突出部分为内踝,后缘呈唇状突起为后踝,腓骨远端突出部分为外踝。外踝与内踝不在同一冠状面上,较内踝略偏后,外踝远端较内踝远端低 1.0~1.5 cm,偏后 1 cm。由内踝、外踝和胫骨下端关节面构成踝穴,包容距骨体。距骨体前方较宽,后方略窄,使踝关节背屈时,距骨体与踝穴匹配性好,踝关节较稳定;在跖屈时,距骨体与踝穴的间隙增大,因而活动度增大,使踝关节相对不稳定,这是踝关节在跖屈位容易发生损伤的解剖因素。与踝穴共同构成关节的距骨滑车关节面约有 2/3 与胫骨下端关节面接触,是人体负重的主要关节之一。在负重中期,关节面承受的压力约为体重的 2 倍;在负重后期则可达 5 倍,这也是踝关节容易受伤、发生退变性关节炎的原因之一。正常情况下,以足外缘与小腿垂直为中立位 0°,踝关节有背屈 20°~30°,跖屈 45°~50°的活动度。踝关节的内翻及外翻活动主要发生在距下关节,内翻 30°,外翻 30°~35°(图 4-37)。

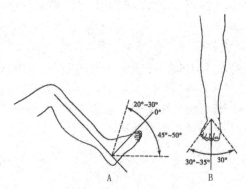

图 4-37 踝关节的活动度

A 背伸、跖屈活动度;B 内翻、外翻活动度

二、病因与分类

踝部骨折多由间接暴力引起,大多数是在踝跖屈时扭伤所致。踝部骨折占成人骨折的 7.6%。由于力的大小、作用方向、足踝所处的姿势各不相同,因此发生的骨折类型亦不相同。有时由于直接暴力打击也可发生复杂性骨折。踝部骨折的分类方法很多,但从临床应用的角度,将 Danis-Weber 和 Lange-Hanson 分类法结合的分类方法更为实用(图 4-38)。

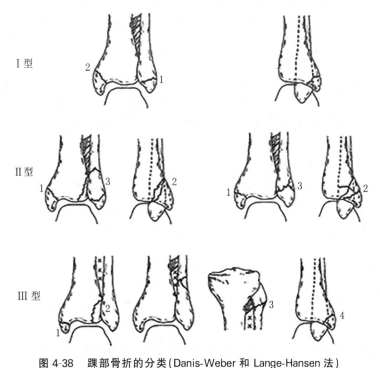

图 4-38　踝部骨折的分类(Danis-Weber 和 Lange-Hansen 法)

Ⅰ型:内翻内收型;Ⅱ型:外翻外展型;

Ⅱ型:内翻外旋型;Ⅲ型:外翻外旋型

图中 1、2、3、4 数字是指伤力发生的顺序

(一)Ⅰ型内翻内收型

当踝关节在极度内翻位受伤时(旋后),暴力作用通过外侧副韧

带传导至外踝,引起胫腓下韧带平面以下的外踝骨折。若暴力作用并未因外踝骨折而衰减,继续传导至距骨,使其撞击内踝,引起内踝自下而上的斜形骨折。

(二)Ⅱ型分为两个亚型

1.外翻外展型

踝关节遭受间接暴力,在极度外翻位受伤,或重物打击外踝,使踝关节极度外翻,暴力经内侧副韧带传导,牵拉内踝而发生骨折。若暴力作用继续传导,距骨极度外翻撞击外踝和后踝,使外踝发生由下斜向,上外的斜形骨折,并同时发生后踝骨折,骨折多在胫腓下韧带平面。

2.内翻外旋型

暴力作用于外踝,首先导致外踝粉碎性骨折和后踝骨折,但胫腓下韧带完整。暴力继续传导,踝外旋力量使内侧副韧带牵拉内踝,导致内踝撕脱骨折。Ⅱ型骨折均为三踝骨折。下胫腓韧带完整,不发生踝关节脱位是此型骨折的特征。

(三)Ⅲ型外翻外旋型

踝关节遭受外翻(旋前)暴力时,使内侧副韧带紧张,导致内踝撕脱骨折。若暴力作用不衰减,使距骨撞击外踝,导致下胫腓韧带断裂,发生下胫腓联合分离。若暴力继续作用,经胫腓骨间膜传导,引起下胫腓韧带平面以上腓骨的斜形或粉碎性骨折,有时暴力传导可达腓骨上端,发生高位腓骨骨折,临床上常因对这种损伤机制认识不足而漏诊。

(四)垂直压缩型

垂直压缩型(Pilon 骨折)是 1911 年由法国放射科医师 Destot首次报道。意为杵臼关系的损伤。常为高处跌落时胫骨下端受距骨垂直方向的暴力,导致塌陷型骨折,根据受伤时踝及足所处的位置不同,压缩重点部位可在胫骨下端的前缘、中部及后缘。中心部位压缩常同时伴有腓骨下端的粉碎性骨折或斜形骨折(图 4-39)。

三、临床表现和诊断

踝部肿胀明显,瘀斑,内翻或外翻畸形,活动障碍。检查可在骨折处扪到局限性压痛。踝关节正位、侧位 X 线平片可明确骨折的部位类型、移位方向。对Ⅲ型骨折,需检查腓骨全长,若腓骨近端有压痛,应补充拍摄 X 线平片,以明确腓骨近端有无骨折。

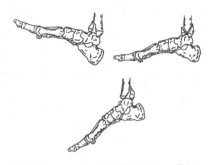

图 4-39 垂直压缩型骨折(Pilon 骨折)

四、治疗

踝关节结构复杂,暴力作用的机制及骨折类型也较多样,按一般的原则,先手法复位外固定,失败后则采用切开复位内固定。

如果不对损伤机制、移位方向、踝关节稳定性等多种因素进行仔细分析,则可能加重骨折移位,导致新的损伤,为以后的治疗及功能恢复带来困难。治疗的原则是在充分认识损伤特点的基础上,以恢复踝关节的结构及稳定性为原则,灵活选择治疗方案。无移位的和无下胫腓联合分离的单纯内踝或外踝骨折,在踝关节内翻(内踝骨折时)或外翻(外踝骨折时)位石膏固定 6~8 周,固定期间可进行邻近关节功能锻炼,预防肌肉萎缩和深静脉血栓形成。有移位的内踝或外踝单纯骨折,由于骨折块移位导致附着的韧带松弛,手法复位难以成功,即使复位成功也难以维持韧带张力,应切开复位,松质骨螺钉内固定。下胫腓联合分离常在内、外踝损伤时出现,应首先复位、固定骨折,才能使下胫腓联合复位。为防止术后不稳定,在固定骨折、进行韧带修复的同时,用螺钉固定或高强度线进行下胫腓联合的仿生固定,石膏固定 4~6 周。螺钉应于术后 10~12 周下地部分负重前取出。

Ⅰ型骨折为双踝骨折,为恢复韧带的张力,一般均应行切开复位,松质骨螺钉、钢板内固定。

Ⅱ型骨折为三踝骨折,内踝骨折采用松质骨螺钉内固定,外踝骨折常需采用钢板固定。影响胫骨 1/4～1/3 关节面的后踝骨折也需用松质骨螺钉或支撑钢板内固定。

Ⅲ型骨折除需对内踝行切开复位、内固定外,外踝或腓骨骨折也应行钢板螺钉内固定,固定腓骨是保证胫腓下端稳定性的重要方法(图 4-40)。

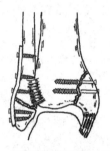

图 4-40　双踝骨折切开复位内固定术

以上 3 型骨折,有韧带关节囊断裂的应同时修补。

垂直压缩性骨折多需切开复位内固定,将压缩塌陷部位复位后遗留的骨缺损用自体松质骨或人工骨充填。

第十一节　跟骨骨折

跟骨骨折是常见骨折,占全身骨折的 2%,以青壮年最多见,严重损伤后易遗留伤残。至今仍没有一种大家都能认可的分类及治疗方法。应用 CT 分类跟骨骨折,使我们对跟骨关节内骨折认识更加清楚。像其他部位关节内骨折一样,解剖复位、坚强内固定、早期活动是达到理想功能效果的基础。

一、分类

跟骨骨折根据骨折线是否波及距下关节分为关节内骨折和关节外骨折。

(一)关节内骨折

1.Essex-Lopresti 分型法

根据 X 线检查把骨折分为舌状骨折和关节塌陷型骨折。缺点是关节塌陷型包含了过多骨折,对于骨折评价和临床预后带来困难。

(1)A 型:无移位骨折。

(2)B1 型:舌状骨折。

(3)B2 型:粉碎性舌状骨折。

(4)C1 型:关节压缩型。

(5)C2 型:粉碎性关节压缩型。

(6)D 型:粉碎性关节内骨折。

2.Sanders CT 分型法

Sanders 根据后关节面的三柱理论,通过初级和继发骨折线的位置分为若干亚型,其分型基于冠状面 CT 扫描(图 4-41)。在冠状面上选择跟骨后距关节面最宽处,从外向内将其分为 A、B、C 三部分,分别代表骨折线位置。这样,就可能有四部分骨折块、三部分关节面骨折块和二部分载距突骨折块。

(1)Ⅰ型:所有无移位骨折。

(2)Ⅱ型:二部分骨折,根据骨折位置在 A、B 或 C 又分为ⅡA、ⅡB、ⅡC 骨折。

(3)Ⅲ型:三部分骨折,同样,根据骨折位置在 A、B 或 C 又分为ⅢAB、ⅢBC、ⅢAC 骨折,典型骨折有一中央压缩骨块。

(4)Ⅳ型:骨折含有所有骨折线,ⅣABC。

(二)关节外骨折

按解剖部位关节外骨折可分为:①跟骨结节骨折。②跟骨前结节骨折。③载距突骨折。④跟骨体骨折(图 4-42)。

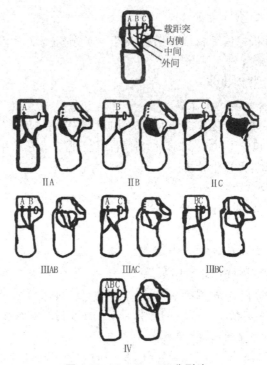

图 4-41　Sanders CT 分型法

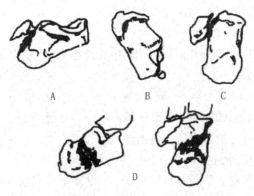

图 4-42　跟骨关节外骨折

A.跟骨结节骨折；B.跟骨前结节骨折；C.载距突骨折；D.跟骨体骨折

二、关节内骨折

关节内骨折约占所有跟骨骨折的 70%。

(一) 损伤机制与病理

由于跟骨形态差异、暴力大小方向和足受伤时位置不同,可产生各种类型跟骨后关节面粉碎性骨折。但在临床中常会出现以下3 种情况:①跟骨骨折后,载距突骨折块总是保持原位,和距骨有着正常关系。骨折线常位于跟距骨间韧带外侧。②关节压缩型骨折较常见,Sanders Ⅱ 型骨折较常见。后关节面骨折线常位于矢状面,且多将后关节面分为两部分,内侧部分位于载距突上,外侧部分常陷于关节面之下,并由于距骨外侧缘撞击而呈旋转外翻,陷入跟骨体内。③由于距骨外侧缘撞击跟骨后关节面,使骨折进入跟骨体内,从而推挤跟骨外侧壁突出隆起,使跟腓间距减小,产生跟腓撞击综合征和腓骨肌腱嵌压征(图 4-43)。

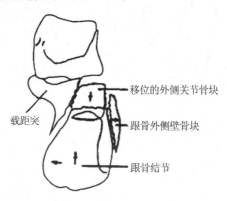

图 4-43　骨折后病理改变

跟骨骨折后可出现:①跟骨高度丧失,尤其是内侧壁。②跟骨宽度增加。③距下关节面破坏。④外侧壁突起。⑤跟骨结节内翻。因此,如想恢复跟骨功能,应首先恢复距下关节面完整和跟骨外形。

(二) 临床表现

骨折多发生于高处坠落伤或交通事故伤。男性青壮年多见。伤后足在数小时内迅速肿胀,皮肤可出现水泡或血泡。如疼痛剧烈,足感觉障碍,被动伸趾引起剧烈疼痛时,应注意足骨筋膜室综合征的可能。亦应注意全身其他合并损伤,如脊柱、脊髓损伤。

(三)诊断

1.X 线检查

足前后位 X 线平片可见骨折是否波及跟骰关节,侧位可显示跟骨结节角和交叉角(Gissane 角)变化,跟骨高度降低,跟骨轴位可显示跟骨宽度变化及跟骨内、外翻。Broden 位(图 4-44)是一种常用的斜位,可在术前、术中了解距下关节面损伤及复位情况。投照时,伤足内旋 40°,X 线球管对准外踝并向头侧分别倾斜 10°、20°、30°、40°。

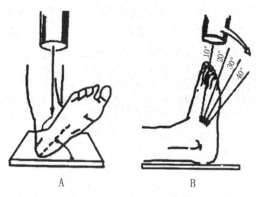

图 4-44　Broden 投照方法

A.正面观;B.侧面观

2.CT 检查

关节内骨折应常规行 CT 检查,以了解关节面损伤情况,必要时行螺旋 CT 进行三维重建。

(四)治疗

对于跟骨关节内骨折是行手术治疗还是非手术治疗,多年来一直存在争论。CT 分类使我们对关节内骨折的病理变化更加清楚,使用标准入路和术中透视可明显减少手术并发症。各种专用钢板的出现,使内固定更加稳定,患者可早期活动。跟骨关节内骨折如要获得好的功能,应该解剖复位跟骨关节面及跟骨外形,但即使是达到解剖复位也不能保证一定可以获得好的功能。

1.治疗应考虑的因素

(1)年龄:老年患者,骨折后关节易僵硬,且骨质疏松,不易牢固内固定,一般 50 岁以上的患者,以非手术治疗为宜。

(2)全身情况:如合并较严重糖尿病、周围血管疾病,身体极度虚弱,或合并全身其他部位损伤不宜手术时,应考虑非手术治疗。

(3)局部情况:足部严重肿胀、皮肤水泡,不宜马上手术,应等 1~2 周肿胀消退后方可手术。开放性损伤时,如软组织损伤较重,可用外固定器固定。

(4)损伤后时间:手术应在伤后 3 周内完成。如果肿胀、水泡或其他合并损伤而不能及时手术时,采用非手术治疗。

(5)骨折类型:无移位或移位＜2 mm 时,采用非手术治疗。Sanders Ⅱ型、Ⅲ型骨折应选用切开复位。虽然关节面骨折块无明显移位,但跟骨体骨折移位较大,为减少晚期并发症,也应切开复位,内固定。关节面严重粉碎性骨折,恢复关节面形态已不可能,可选用非手术治疗。如有条件,也可在恢复跟骨外形后一期融合距下关节。

(6)医师的经验和条件:手术切开有一定的技术和设备条件要求,如不具备时,应将患者转到其他有条件医院治疗或选用非手术方法治疗。不能达到理想复位及固定的手术,不如不做。

2.治疗方法

(1)功能疗法:功能疗法适用于无移位或少量移位骨折,或年龄较大、功能要求不高或有全身并发症不适于手术治疗的患者。

适应证及禁忌证:无移位或少量移位骨折,应用此方法,可早期活动,较早恢复足的功能。但对移位骨折由于未复位骨折可能会遗留足跟加宽,结节关节角减小,足弓消失及足内、外翻畸形等,患者多不能恢复正常功能。

具体操作方法:伤后立即卧床休息,抬高患肢,并用冰袋冷敷患足,24 小时后开始主动活动足距小腿关节,3~5 天后开始用弹性绷带包扎,1 周左右可开始扶拐行走,3 周后在保护下或穿跟骨矫形鞋部分负重,6 周后可完全负重。伤后 4 个月可逐渐开始恢复轻工作。

(2)闭合复位疗法:用手法结合某些器械或克氏针复位移位的骨折。有以下两种方法。

Bahler 法:在跟骨结节下方及胫骨中下段各横穿一克氏针,做牵引和反牵引,以期恢复结节关节角和跟骨宽度及距下关节面,逐渐夹紧则可将跟骨体部恢复正常,透视位置满意后,石膏固定足于中立位,并将克氏针固定于石膏之中。内、外踝下方及足跟部仔细塑形,4~6 周去除石膏和克氏针,开始活动足距小腿关节。此方法由于不能够较好恢复距下关节面,疗效不满意,现已很少采用。

Essex-Eopresti 法:患者取俯卧位,在跟腱止点处插入一根斯氏针,针尖沿跟骨纵轴向前并略微偏向外侧,达后关节面下方后撬起。撬拨复位后再用双手在跟骨部做侧方挤压,侧位及轴位透视,位置满意后,将斯氏针穿入跟骨前方。粉碎性骨折时,也可将斯氏针穿过跟骰关节,然后用石膏将斯氏针固定于小腿石膏管型内。6 周后去除石膏和斯氏针。此方法适用于某些舌状骨折。由于石膏固定,功能恢复较慢。

(3)切开复位术:可在直视下复位关节面骨块和跟骨外侧壁,结合牵引可同时恢复跟骨轴线并纠正短缩和内、外翻。使用钢板螺钉达到较坚强固定,可使患者早期活动。尽快地恢复足的功能,避免了由于复位不良带来的各种并发症。

患者体位取单侧骨折侧卧位,如为双侧骨折,则取俯卧位。切口采用外侧 L 形切口。纵形切口位于跟腱和腓骨长短肌腱之间,水平切口位于外踝尖部和足底皮肤之间。切开皮肤后,从骨膜下翻起皮瓣,显露距下关节和跟骰关节,用 3 根克氏针从皮瓣下分别钻入腓骨、距骨和骰骨后,向上弯曲以扩大显露。腓肠神经位于皮瓣中,注意不要损伤。复位,掀开跟骨外侧壁,显露后关节面。寻找骨折线,认清关节面骨折情况。取出载距突关节面外侧压缩移位的关节内骨折块。使用 Schanz 针或跟骨牵引,先内翻跟骨结节,同时向下牵引,再外翻,以纠正跟骨短缩及跟骨结节内翻,使跟骨内侧壁复位,用克氏针维持复位。然后把取出的关节面骨折块复位,放回外侧壁并恢复 Gissane 角和跟骰关节面,克氏针固定各骨折块。透视检查骨折位置,尤其是 Broden 位查看跟骨后关节面是否完全复位。如骨折压缩严重,空腔较大,可使用骨移植,但一般不需要骨移植。根据骨折类型选用钢板和螺钉固定,如可能,螺钉应固定外侧壁到对侧载距突下骨皮质上,以保证固定确实可靠。少数严重粉碎性骨折,需要加用内侧切口协助复位固定。固定后,伤口放置引流管或引流条,关闭伤口,2 周拆线。伤口愈合良好时,开始活动,6～10 周穿行走靴部分负重。12～16 周去除行走靴负重行走,逐渐开始正常活动。

(4)关节融合术:严重粉碎性骨折的年轻患者对功能要求较高时,切开难以达到关节面解剖复位,非手术治疗又极有可能遗留跟骨畸形而影响功能。一期融合并同时恢复跟骨外形可缩短治疗时间,使患者尽快地恢复工作。在切开复位时,亦应有做关节融合术的准备,一旦不能达到较好复位,也可一期融合距下关节。手术时用磨钻磨去关节软骨,大的骨缺损可植骨,用钢板维持跟骨基本外形,用 1 枚 6.5 mm 或7.3 mm直径的全长螺纹空心螺钉经导针从跟骨结节到距骨。

(五)并发症

1.伤口皮肤坏死感染

外侧入路 L 形切口时,皮瓣角部边缘有可能发生坏死,所以手术时应仔细操作,避免过度牵拉。一旦出现坏死,应停止活动。如伤口感染,浅部感染,可保留内置物,伤口换药,有时需要皮瓣转移。深部感染,需取出钢板和螺钉。

2.神经炎、神经瘤

手术时可能会损伤腓肠神经,造成局部麻木或形成神经瘤后引起疼痛。如疼痛不能缓解,可切除神经瘤后,将神经残端埋入腓骨短肌中。在非手术治疗时,由于跟骨畸形愈合后内侧挤压刺激胫后神经分支引起足跟内侧疼痛,非手术治疗无效时,可手术松解。

3.腓骨肌腱脱位、肌腱炎

骨折后由于跟骨外侧壁突出,缩小了跟骨和腓骨间隙,挤压腓骨长短肌腱引起肌腱脱位或嵌压。手术时切开腱鞘使肌腱直接接触距下关节或螺钉、钢板的摩擦及手术后瘢痕也是引起肌腱炎的原因。腓骨肌腱脱位、嵌压后，如患者有症状，可手术切除突出的跟骨外侧壁，扩大跟骨和腓骨间隙。同时紧缩腓骨肌上支持带，加深外踝后侧沟。

4.距下关节和跟骰关节创伤性关节炎

由于关节面骨折复位不良或关节软骨的损伤，距下关节和跟骰关节退变产生创伤性关节炎，关节出现疼痛及活动障碍。可使用消炎止痛药物、理疗和支具等治疗，如症状不缓解，应做距下关节或三关节融合术。

5.跟痛

跟痛可由于外伤时损伤跟下脂肪垫引起，也可因跟骨结节跖侧骨突出所致。可用足跟垫减轻症状，如无效可手术切除骨突出。

三、关节外骨折

关节外骨折占所有跟骨骨折的 30％～40％。一般由较小暴力引起，常不需手术治疗，预后较好。

(一)前结节骨折

前结节骨折可分为两种类型。撕脱骨折多见，常由足跖屈、内翻应力引起。分歧韧带或伸趾短肌牵拉跟骨前结节附着部造成骨折。骨折块较小并不波及跟骰关节。足强力外展造成跟骰关节压缩骨折较少见，骨折块常较大并波及跟骰关节，骨折易被误诊为踝扭伤。骨折后距下关节活动受限，压痛点位于前距腓韧带前 2 cm 处，向下 1 cm。检查者也可用拇指置于患者外踝尖部，中指置于第 5 跖骨基底尖部，示指微屈后指腹正好落在前结节压痛点。加压包扎免负重 6～8 周，预后也较好。

(二)跟骨结节骨折

跟骨结节骨折也有两种类型：一种是腓肠肌突然猛烈收缩牵拉跟腱附着部，发生跟骨后部撕脱骨折；另一种为直接暴力引起的跟骨后上鸟嘴样骨折(图 4-45)。骨折移位较大时，跟骨结节明显突出,有时可压迫皮肤坏死。畸形愈合后可使穿鞋困难。借助Tompson 试验可帮助判断是否跟腱和骨块相连。有时骨块可连带部分距下关节后关节面。骨折无移位或有少量移位时,用石膏固定患足跖屈位固定 6 周。骨折移位较大时,应手法复位,如复位失败可切开复位,螺钉或克氏针固定。

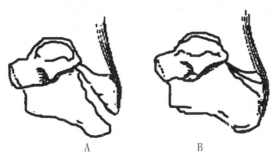

图 4-45　跟骨结节骨折

A.撕脱骨折;B.鸟嘴样骨折

(三)跟骨结节内、外侧突骨折

单纯跟骨结节内、外侧突骨折少见且常常无移动位,相比较而言,内侧突更易骨折。骨折常由足内或外翻时受到垂直应力而产生的剪切力作用所致,通过跟骨轴位或 CT 检查可做出诊断。无移位或少量移位时可用小腿石膏固定 8～10 周。可闭式复位,经皮克氏针或螺钉固定。如果骨折畸形愈合且有跟部疼痛时,可通过矫形鞋改善症状,无效者也可手术切除骨突起部位。

(四)载距突骨折

单纯载距突骨折很少见。按 Sanders 分类此类骨折为ⅡC 骨折。骨折后可偶见屈趾长肌腱卡压于骨折之中,移位骨块也可挤压神经血管束,被动过伸足趾可引起局部疼痛加重。无移位骨折可用小腿石膏固定6周。移位骨折可手法复位足内翻跖屈,用手指直接推挤载距突复位,较大骨折块时也可切开复位。骨折不愈合较少见,不要轻易切除载距突骨块,因为有可能失去弹簧韧带附着而致扁平足。

(五)跟骨体骨折

跟骨体骨折因不影响距下关节面,一般预后较好。骨折机制类似于关节内骨折,常发生于高处坠落伤。骨折后可有移位,如跟骨体增宽,高度减低,跟骨结节内外翻等。此类骨折除常规拍X线片外,还应行 CT 检查,以明确关节面是否受累及骨折移位情况。骨折移位较大时,可手法复位石膏外固定或切开复位、内固定。

第五章

脊柱、脊髓损伤

第一节 脊 柱 骨 折

一、概念

脊柱骨折又称脊椎骨折,占全身各类骨折的 5%～6%。脊柱骨折可以并发脊髓或马尾神经损伤,特别是颈椎骨折 脱位合并有脊髓损伤时能严重致残甚至丧失生命。

二、相关病理生理

脊柱分为前、中、后 3 柱。中柱和后柱包裹了脊髓和马尾神经,该区的损伤可以累及神经系统,特别是中柱损伤,碎骨片和髓核组织可以突入椎管的前半部而损伤脊髓。胸腰段脊柱(T_{10}～L_2)处于两个生理弧度的交汇处,是应力集中之处,也是常见骨折之处。

三、病因与诱因

主要原因是暴力,多数由间接暴力引起,少数因直接暴力所致。当从高处坠落时,头、肩、臀部或足部着地,地面对身体的阻挡,使身体猛烈屈曲,所产生的垂直分力可导致椎体压缩性骨折,水平分力较大时则可同时发生脊椎脱位。直接暴力所致的脊椎骨折,多见于战伤、爆炸伤、直接撞伤等。

(一)病理和分类

暴力的方向可以通过 X、Y、Z 轴,牵拉和旋转;在 X 轴上有屈、伸和侧方移动；在Z轴上则有侧屈和前后方向移动。因此，胸腰椎骨折和颈椎骨折分别可以有6种类型损伤。

（二）胸、腰椎骨折的分类

1.单纯性楔形压缩性骨折

脊柱前柱损伤，椎体成楔形，脊柱仍保持稳定。

2.稳定性爆破型

前柱、中柱损伤。通常是高处坠落时，脊柱保持正直，胸腰段脊柱的椎体因受力、挤压而破碎；后柱不损伤，脊柱稳定。但破碎的椎体与椎间盘可突出于椎管前方，损伤脊髓而产生神经症状。

3.不稳定性爆破型

前柱、中柱、后柱同时损伤。由于脊柱不稳定，可出现创作后脊柱后突和进行性神经症状。

4.Chance骨折

椎体水平状撕裂性损伤。如从高空仰面落下，背部被物体阻挡，脊柱过伸，椎体横形裂开；脊柱不稳定。

5.屈曲-牵拉型

前柱部分因受压缩力而损伤，而中柱、后柱同时因牵拉的引力而损伤，造成后纵韧带断裂，脊椎关节囊破裂，关节突脱位，半脱位或骨折；是潜在性不稳定型骨折。

6.脊柱骨折-脱位

脊柱骨折-脱位又名移动性损伤。脊柱沿横面移位，脱位程度重于骨折。此类损伤较严重，伴脊髓损伤，预后差。

（三）颈椎骨折的分类

1.屈曲型损伤

前柱因受压缩力而损伤，而后柱因牵拉的张力而损伤。

（1）前方半脱位（过屈型扭伤）：后柱韧带完全或不完全性破裂。完全性者可有棘突上韧带、棘间韧带、脊椎关节囊破裂和横韧带撕裂。不完全性者仅有棘上韧带和部分棘间韧带撕裂。

（2）双侧脊椎间关节脱位：因过度屈曲，中后柱韧带断裂，脱位的关节突超越至下一个节段小关节的前方与上方。大多数患者伴有脊髓损伤。

(3)单纯椎体楔形(压缩性)骨折:较常见,除椎体压缩性骨折外,还不同程度的后方韧带结构破裂。

2.垂直压缩损伤

多数发生在高空坠落或高台跳水者。①第一颈椎双侧前、后弓骨折:也称 Jefferson 骨折。②爆破型骨折:颈椎椎体粉碎骨折,多见于 C_5、C_6 椎体。破碎的骨折片可凸向椎管内,瘫痪发生率高达 80%。

3.过伸损伤

(1)过伸性脱位:前纵韧带破裂,椎体横行裂开,椎体向后脱位。

(2)损伤性枢椎椎弓骨折:暴力来自颏部,使颈椎过度仰伸,枢椎椎弓垂直状骨折。

4.齿状突骨折

机制不清,暴力可能来自水平方向,从前向后经颅骨至齿状突。

四、临床表现

有严重的外伤史,如高空坠落、重物撞击腰背部、塌方事件被泥土、矿石掩埋等。

胸腰椎损伤后,主要症状为局部疼痛,站立及翻身困难。腹膜后血肿刺激了腹腔神经节,合并肠蠕动减慢,常出现腹痛、腹胀甚至肠麻痹症状。

检查时要详细询问病史、受伤方式、受伤时姿势、伤后有无感觉及运动障碍。

注意多发伤:多发伤患者往往合并有颅脑、胸、腹脏器的损伤。要先处理紧急情况,抢救生命。

检查脊柱时暴露面应足够,必须用手指从上至下逐个按压棘突,如发现位于中线部位局部肿胀和明显的局部压痛,提示后柱已有损伤;胸腰段脊柱骨折常可摸到后凸畸形。

五、辅助检查

(一)影像学检查

1.X 线检查

有助于明确脊椎骨折的部位、类型和移位情况。

2.CT 检查

用于检查椎体的骨折情况,椎管内有无出血及碎骨片。

3.MRI 检查

有助于观察及确定脊髓损伤的程度和范围。

(二)肌电图

测量肌的电传导情况,鉴别脊髓完整性的水平。

(三)实验室检查

除常规检查外,血气分析检查可判断有通气不足危险患者的呼吸状况。

六、治疗原则

(一)抢救生命

脊柱损伤患者伴有颅脑、胸、腹脏器损伤或并发休克时,首先处理紧急问题,抢救生命。

(二)卧硬板床

胸腰椎骨折和脱位,单纯压缩骨折椎体压缩不超过 1/3 者,可仰卧于木板床,在骨折部加枕垫,使脊柱过伸。

(三)复位固定

较轻的颈椎骨折和脱位者用枕颌带做卧位牵引复位;明显压缩移位者做持续颅骨牵引复位。牵引重量 3～5 kg,复位后用头颈胸支具固定 3 个月。胸腰椎复位后用腰围支具固定。也可用两桌法或双踝悬吊法复位,复位后不稳定或关节交锁者,可手术治疗,做植骨和内固定。

(四)腰背肌锻炼

胸腰椎单纯压缩骨折,椎体压缩不超过 1/3 者,在受伤后 1～2 天开始进行,利用背伸肌的肌力及背伸姿势,使脊柱过伸,借椎体前方的前纵韧带和椎间盘纤维环的张力,使压缩的椎体自行复位,恢复原形状。严重的胸、腰椎骨折和骨折脱位,可通过腰背肌功能锻炼,使骨折获一定程度的复位。

第二节 脊 髓 损 伤

一、定义与分类

(一)定义

脊髓损伤(spinal cord injury,SCI)是指由于外界直接或间接因素导致脊髓损伤,在损害的相应节段出现各种运动、感觉和括约肌功能障碍,肌张力异常及病理反射等的相应改变。

脊髓损伤的程度和临床表现取决于原发性损伤的部位和性质。脊髓损伤是脊柱骨折的严重并发症,由于椎体的移位或碎骨片突出于椎管内,使脊髓或马尾神经产生不同程度的损伤。胸腰段损伤使下肢的感觉与运动产生障碍,称为截瘫,而颈段脊髓损伤后,双上肢也有神经功能障碍,为四肢瘫痪,简称"四瘫"。

(二)病理生理

脊髓损伤后病理过程分为 3 期。①急性期:伤后立即出现组织破裂、出血,数分钟即出现水肿,1~2 小时肿胀明显,出血主要在灰质,毛细管内皮肿胀,致伤段缺血、代谢产物蓄积,轴突变性、脱髓鞘。②中期:损伤中心区坏死碎片被巨噬细胞移除,胶质细胞和胶原纤维增生。③晚期:大约半年后,胶质细胞和纤维组织持续增生,取代正常神经组织,完全胶质化。

病理上按损伤的轻重可分为脊髓震荡、脊髓挫裂伤和出血、脊髓压迫、脊髓横断伤。

1.脊髓震荡

脊髓震荡与脑震荡相似,是最轻微的脊髓损伤。脊髓遭受强烈震荡后立即发生弛缓性瘫痪,损伤平面以下感觉、运动、反射及括约肌功能全部丧失。因在组织形态学上并无病理变化发生,只是暂时性功能抑制,在数分钟或数小时内即可完全恢复。

2.脊髓挫伤与出血

脊髓挫伤与出血为脊髓的实质性破坏,外观虽完整,但脊髓内部可有出血、水肿、神经细胞破坏和神经传导纤维束的中断。脊髓挫伤的程度有很大的差别,轻的为少量的水肿和点状出血,重者则有成片挫伤、出血,可有脊髓软化及瘢痕的形成,因此预后极不相同。

3.脊髓压迫

骨折移位,碎骨片与破碎的椎间盘挤入椎管内,可以直接压迫脊髓,而皱褶的黄韧带与急速形成的血肿亦可以压迫脊髓,使脊髓产生一系列脊髓损伤的病理变化。及时去除压迫物后,脊髓的功能可望部分或全部恢复;如果压迫时间过久,脊髓因血液循环障碍而发生软化、萎缩或瘢痕形成,则瘫痪难以恢复。

脊髓压迫可分为原发性脊髓损伤与继发性脊髓损伤。前者是指外力直接或间接作用于脊髓所造成的损伤,后者是指外力所造成的脊髓水肿、椎管内小血管出血形成血肿、压缩性骨折及破碎的椎间盘组织等形成脊髓压迫所造成的脊髓的进一步损害。

(1)原发性脊髓损伤。①脊髓休克:当脊髓与高位中枢断离时,脊髓暂时丧失反射活动的能力而进入无反应状态的现象称为脊髓休克。临床上主要指脊髓损伤的急性期,表现为弛缓性瘫痪,出现肢体瘫痪、肌张力减低、腱反射消失、病理反射阴性,休克期一般持续2~4周,随后肌张力逐渐增高,腱反射活跃,出现病理反射,但是脊髓功能可能无恢复。②脊髓挫伤:血管损伤;神经细胞损伤;神经纤维脱髓鞘变化。有不同程度瘫痪表现,有后遗症,程度不同,表现不同。③脊髓断裂:伤后4小时断端灰质出血、坏死,白质无改变;24小时断端中心损害,白质开始坏死;伤后72小时达到最大程度,3周病变结束成为瘢痕。

(2)继发性脊髓损伤。①脊髓水肿:创伤性反应、缺氧、压迫均可造成脊髓组织水肿,伤后3～6天最明显,持续15天。②脊髓受压:移位的椎体、骨片、破碎的椎间盘均可压迫脊髓组织,及时解除压迫后,脊髓功能有可能全部或大部恢复。③椎管内出血:血肿可压迫脊髓。

4.脊髓断裂(脊髓横断伤)

脊髓的连续性中断,可为完全性或不完全性。不完全性常伴有挫伤,又称挫裂伤。脊髓断裂后恢复无望,预后恶劣。

(三)病因分类

脊髓损伤是因各种致病因素(外伤、炎症、肿瘤等)引起的脊髓的横贯性损害,造成损害平面以下的脊髓神经功能(运动、感觉、括约肌及自主神经功能)的障碍。脊髓损伤可根据病理情况、致病因素及神经功能障碍情况进行分类。

1.外伤性脊髓损伤

外伤性脊髓损伤是因脊柱脊髓受到机械外力作用,包括直接或间接的外力作用造成脊髓结构与功能的损害。脊柱损伤造成了稳定性的破坏,而脊柱不稳定是造成脊髓损伤,特别是继发性损伤的主要原因。

(1)直接外力:刀刃刺伤脊髓或子弹、弹片直接贯穿脊髓,可造成开放性的脊髓损伤。石块或重物直接打击于腰背部,造成脊柱骨折而损伤脊髓。

(2)间接外力:交通事故、高处坠落及跳水意外时,外力多未直接作用于脊柱、脊髓,但间接外力可引起各种类型不同的脊柱骨折、脱位,导致脊髓损伤。间接外力作用是造成脊柱、脊髓损伤的主要原因。

2.非外伤性脊髓损伤

非外伤性脊髓损伤的发病率难以统计,有的学者估计与外伤性脊髓损伤近似。非外伤的脊髓损伤的病因很多,Burke与Murra将非外伤性脊髓损伤的原因分为两类。

(1)发育性病因:发育性病因包括脊柱侧弯、脊椎裂、脊椎滑脱等。脊柱侧弯中主要是先天性脊柱侧弯,易引起脊髓损伤;而脊椎裂主要引起脊髓栓系综合征。

(2)获得性病因：获得性病因主要包括感染(脊柱结核、脊柱化脓性感染、横贯性脊髓炎等)、肿瘤(脊柱或脊髓的肿瘤)、脊柱退化性、代谢性、医源性等疾病。

(四)临床分类

1.完全性脊髓损伤

损伤后在病理上损伤平面的神经组织与上级神经中枢的联络完全中断。临床上表现为损伤的神经平面以下：①深、浅感觉完全丧失，包括鞍区感觉；②运动功能完全丧失；③深、浅反射消失；④大小便功能障碍，失禁或潴留。急性脊髓损伤的早期，常常出现脊髓休克，主要表现为肢体瘫痪、肌张力减低、腱反射消失、病理反射阴性。休克期长短各异，短则2周，长则可达2个月。休克期过后，损伤平面以下脊髓功能失去上运动神经元的抑制，表现出损伤平面以下肌张力增高、腱反射亢进、病理征阳性，即痉挛性瘫痪。但是患者仍然表现为全瘫，不能自主活动，感觉障碍，括约肌功能障碍。

2.不完全性脊髓损伤

损伤后损伤平面以下感觉与运动功能，或者括约肌功能不完全丧失。如损伤平面以下可以无运动功能，但是存有感觉，包括鞍区感觉，也可以保留部分肌肉的运动功能。而无感觉功能。包括以下4个类型：脊髓半侧损伤综合征(Brown-Sequard综合征)、中央型脊髓损伤、前侧型脊髓损伤、脊髓后部损伤。

(1)脊髓半侧损伤综合征：常见于颈椎或胸椎的横向脱位损伤，亦可见于锐器刺伤半侧脊髓，损伤了同侧的下行运动纤维(皮质脊髓束)，也损伤了对侧传过来上行的感觉束(丘脑脊髓束)。临床表现为伤侧平面以下运动功能及深感觉障碍，对侧浅感觉和皮肤痛、温觉障碍。

(2)中央型脊髓损伤综合征：常见于颈椎后伸损伤和颈椎爆裂性骨折，脊髓受到前后方挤压，导致中央部位缺血(或出血)损伤，而周边相对保留。临床表现为运动感觉障碍，上肢瘫痪症状较下肢重，近端重于远端；圆锥部位神经功能大多保留，浅感觉多保留。

（3）前侧型脊髓损伤综合征：常见于颈椎爆裂骨折或者颈椎后伸损伤，损伤了脊髓前部，而脊髓后方未受到损伤。临床表现为损伤平面以下深感觉、位置觉保存，浅感觉和运动功能受到不同程度的损伤。

（4）脊髓后侧损伤：较少见，常见于椎板骨折向内塌陷压迫脊髓后部，而前侧脊髓未受到损伤，临床表现为脊髓深感觉障碍或者丧失，运动功能保留或轻度障碍。

3.无骨折脱位脊髓损伤

（1）颈椎无骨折脱位脊髓损伤：颈椎无骨折脱位脊髓损伤多见于中老年人，跌倒或者交通意外等导致头部碰撞，致头颈部过伸（或者过度屈曲）损伤。这类患者通常既往有颈椎病史或颈椎管狭窄的病理基础。临床多为不全性脊髓损伤的表现，严重时也可能出现完全性脊髓损伤。因为患者既往有颈椎病史，所以部分患者有肌张力增高、腱反射亢进、病理征阳性的上运动神经元损伤的表现。MRI能够显示狭窄的椎管和脊髓损伤的表现。儿童在车祸伤或者高处坠落伤时，颈椎过度屈曲和拉伸，也可能出现脊髓损伤，但是较少见。

（2）胸椎无骨折脱位的脊髓损伤：胸椎无骨折脱位的脊髓损伤主要发生于儿童和青壮年，多数因为严重的外伤、碾压伤和砸伤直接作用于胸腰部脊髓导致损伤，也可见于儿童的过度训练致伤。临床表现为损伤平面以下的脊髓功能障碍，多数为完全性脊髓功能障碍，可能与损伤时脊髓直接受损、脊髓血管缺血、脊髓内压力增高有关。

4.圆锥损伤

脊髓圆锥在 L_1 平面水平，故 L_1 骨折、脱位是圆锥损伤最常见的原因。损伤后出现鞍区、肛周、阴茎的感觉障碍，肛门括约肌和尿道括约肌功能障碍，球海绵体反射、肛门反射消失，患者出现大小便功能障碍。

5.马尾神经损伤

L_2 以下为马尾神经损伤，由于马尾神经相对耐受性好，而且是周围神经，故损伤的表现多数为损伤神经的支配区感觉、运动功能障碍或者大小便功能障碍。

二、病理机制

目前普遍认为急性脊髓损伤包括原发和继发损伤两个阶段。既然原发性损伤已经发生,那么对于到医院治疗的患者。医师的目的就在于尽最大可能减少继发性损伤。

在原发损伤基础上发生的多种因素参与的序列性组织自毁性破坏的过程称为继发性损伤。脊髓继发损伤是脊髓组织对创伤所产生的组织反应,组织反应可加重脊髓原发损伤。其程度取决于原发损伤的大小,一般不会超过原发损伤的程度。

(一)脊髓原发损伤与继发损伤的定义

1.脊髓原发损伤

脊髓原发损伤指受伤瞬间外力或骨折脱位造成脊髓的损伤。根据损伤的程度,临床可见脊髓组织破碎或断裂,亦可见脊髓外形完整,但由于血管和组织细胞损伤,常导致出血、血管闭塞、循环障碍、组织细胞水肿等。

2.脊髓继发损伤

脊髓继发损伤指组织遭受外力损伤后,组织细胞对创伤发生的系列反应与创伤的直接反应分不开,包括出血、水肿、微循环障碍等。此外,还包括组织对创伤发生的生化分子水平反应等,如 Ca^{2+} 通道改变、自由基蓄积、神经递质内源性阿片增加、细胞凋亡加快、一氧化氮及兴奋性氨基酸增加等。组织的这些变化,使该处的组织细胞受到损伤,加重损伤。对继发损伤的两点说明:①继发损伤是在组织受伤后发生的生化分子水平的反应,是在受伤的生活组织中发生,组织破碎、细胞死亡,则无从发生反应。②脊髓原发损伤程度决定脊髓继发损伤程度。组织受伤重,其组织反应也重;组织受伤轻,其组织反应也轻。

(二)完全脊髓损伤的原发与继发损伤

1.完全脊髓损伤的组织病理学改变

在实验中,完全脊髓损伤模型的脊髓组织并未破裂,但损伤不可逆转。伤后 30 分钟,可见伤段脊髓灰质出血,有多个出血灶;伤后 6 小时,灰质中神经细胞退变、坏死;伤后 12 小时,轴突退变,白质出血,灰质开始坏死;伤后 24 小时,白质也坏死,致该节段脊髓全坏死,失去神经组织,以后则由吞噬细胞移除坏死组织,并逐渐由胶质组织修复,大约 6 周,达到病理组织改变的终结。这一完全脊髓损伤的过程是进行性加重的过程。

Tator 将此过程分为损伤期、继发反应损伤期和后期。

Kakulas(1999 年)将人体完全脊髓损伤的组织病理学改变归纳为 3 期。①早期:即急性期,伤后即刻发生组织破裂出血,数分钟出现水肿,1～2 小时肿胀明显。出血主要在灰质,尚存的毛细血管内皮细胞肿胀,伤段血供障碍,细胞缺血坏死,轴突溃变。②中期:即组织反应期,在伤后数小时开始,代谢产物蓄积,白细胞从血管壁中移出成吞噬细胞,移除坏死组织及发生一系列生化改变,24 小时胶质细胞增多,断裂轴突溃变,5～7 天胶质增生。③晚期:即终期,坏死组织移除后遗留囊腔,胶质增生,有的囊腔内有胶质细胞衬里,有的伤段脊髓完全胶质化,约 6 个月后组织改变结束。

在临床上,24～48 小时内手术常见的脊髓伤段改变:脊髓和硬膜断裂、硬膜破口、豆腐状脊髓组织溢出,说明脊髓伤段碎裂。亦可见脊髓和硬膜的连续性存在,伤段硬膜肿胀,触之硬,硬膜下脊髓呈青紫色出血、苍白缺血或脊髓稍肿胀,外观近于正常,背侧血管存在。

2.继发损伤与原发损伤的关系

发生完全脊髓损伤后,继发损伤的反应主要在脊髓伤段的两端紧邻生活组织处,可发生退变甚至坏死。

如脊髓断裂或碎裂节段原始有 2 cm 长度者,由于两端组织坏死,坏死长度可达 3 cm。

(三)不全脊髓损伤的原发与继发损伤

1.不全脊髓损伤的病理组织学改变

不论实验观察、Kakulas 人体不全脊髓损伤解剖所见,还是临床手术所见,不全脊髓损伤后脊髓伤段外观正常或稍肿胀,早期可见灰质中出血灶,从伤后即刻至伤后 24 小时,出血灶虽有所扩大,但未导致大片白质出血;晚期可见囊腔形成。严重的不全脊髓损伤,灰质发生坏死,部分白质保存;轻度不全脊髓损伤,灰质中神经细胞退变,大部分白质保存。因此,不全脊髓损伤多可恢复,但不能完全恢复。

2.不全脊髓损伤的继发损伤

在脊髓伤段及其邻近部位可发生继发损伤的组织反应,由于脊髓组织原发损伤轻,其组织反应也轻,继发损伤的程度也轻,并未超过脊髓原发损伤程度。这主要表现在:①在组织学上,伤后 24 小时,未见组织损伤加重;②继发损伤的动物实验模型均为不全脊髓损伤,伤后未治疗均有脊髓功能恢复,未见加重成完全脊髓损伤;③临床治疗的不全脊髓损伤,如治疗得当,患者均有不同程度恢复。

(四)继发性损伤的发生机制

研究较多的参与机制有血管机制、自由基学说、氨基酸学说、钙介导机制、电解质失衡及炎症等。

1.血管学说

在所有脊髓二次损伤机制中,血管学说的地位相对重要。其中比较明确的机制有微循环障碍、小血管破裂出血、自动调节功能丧失及氨基酸介导的兴奋毒性作用。脊髓损伤后损伤区域局部血流量立即降低,此时若不经治疗,则会出现进行性加重的缺血。脊髓损伤后进行性缺血的确切机制还不清楚,目前认为全身性因素及局部因素均参与了这一过程。严重脊髓损伤导致交感神经兴奋性降低,血压下降,从而使脊髓不能得到有效的局部血液供应。Akdemir等通过实验性脊髓损伤后发现,损伤后几小时内脊髓血流量进行性下降,可持续 24 小时,且以脊髓灰质最为明显。他们经过病理学检查提示损伤区早期中央灰质出血,之后范围逐渐扩大并向周围蔓延,伤后 24～48 小时出血区及其周围白质发生与周围界限清楚的创伤后梗死。有研究显示,有强烈而持久缩血管作用的内皮素(ET)可能在急性脊髓损伤的继发性损伤中起重要作用,而利用药物改善局部血流,随着血流的恢复,坏死面积及功能丧失均明显减少。

2.自由基学说

脊髓损伤后由于局部缺血、缺氧,导致能量代谢障碍,兴奋性氨基酸积聚,自由基的增加,通过脂质过氧化损伤细胞膜的结构、流动性和通透性,使 Na^+-K^+-ATP 酶活性下降,细胞能量代谢失常,细胞内钙超载,最终导致组织坏死和功能丧失。普遍认为脊髓损伤急性期产生的自由基是引起继发性坏死的主要原因。自由基对细胞膜双磷脂结构进行过氧化作用,生成多种脂质过氧化物,损伤细胞膜,并引起溶酶体及线粒体的破裂。脊髓损伤后内源性抗氧化剂明显减少或耗竭,基础及临床研究认为预先给予抗氧化剂(如维生素E、MP 等)可明显减轻组织损害。

3.电解质失衡学说

电解质的平衡对于维持机体生理功能有极为重要的作用,而脊髓损伤后局部内环境破坏,引起离子失衡,诱发脊髓的继发性损害。Ca^{2+} 是脊髓继发损伤连锁反应过程中的重要活性离子之一,发挥着极大的作用。脊髓损伤后,脊髓局部血流量进行性下降,脊髓缺血、缺氧,组织细胞膜上的 Ca^{2+} 通道超常开放,Ca^{2+} 大量内流并聚集在细胞内,而细胞内钙超载,会激活多种蛋白酶及磷脂酶 A_2,经过一系列生化反应,产生大量自由脂肪酸,通过脂质过氧化反应损害细胞器及膜结构,致细胞自溶,后者复又加重微循环障碍,形成恶性循环。

脊髓损伤后病理生理变化是一个由多种因素参与的复杂过程,众多机制均起作用。随着脊髓损伤基础与临床研究的不断深入,对损伤机制的不断明确,最终会探索出比较完善的脊髓损伤治疗方案,进一步改善患者的预后。

三、诊断与治疗

(一)脊髓损伤的临床表现

在脊髓休克期间表现为受伤平面以下出现弛缓性瘫痪,运动、反射及括约肌功能丧失,有感觉丧失平面及大小便不能自解,2～4 周后逐渐演变成痉挛性瘫痪,表现为肌张力增高、腱反射亢进,并出现病理性锥体束征。

胸段脊髓损伤表现为截瘫,颈段脊髓损伤则表现为四肢瘫,上颈椎损伤的四肢瘫均为痉挛性瘫痪,下颈椎损伤的四肢瘫由于脊髓颈膨大部位和神经根的毁损,上肢表现为弛缓性瘫痪,下肢仍表现为痉挛性瘫痪。

(二)脊髓损伤的神经学检查

1."瘫痪"的定义和术语

(1)四肢瘫:指由于椎管内的颈段脊髓神经组织受损而造成颈段运动和/或感觉的损害或丧失。四肢瘫导致上肢、躯干、下肢及盆腔器官的功能损害,即功能受损涉及四肢。但本术语不包括臂丛损伤或者椎管外的周围神经损伤造成的功能障碍。

(2)截瘫:指椎管内神经组织损伤后,导致脊髓胸段、腰段或骶段(不包括颈段)运动和/或感觉功能的损害或丧失。截瘫时,上肢功能不受累,但是根据具体的损伤水平,躯干、下肢及盆腔脏器可能受累。本术语包括马尾和圆锥损伤,但不包括腰骶丛病变或者椎管外周围神经的损伤。

(3)四肢轻瘫和轻截瘫:不提倡使用这些术语,因为它们不能精确地描述不完全性损伤,同时可能错误地暗示四肢瘫和截瘫,仅可以用于完全性损伤。相反,用 ASIA 残损分级较为精确。

(4)皮节:指每个脊髓节段神经的感觉神经(根)轴突所支配的相应皮肤区域。

(5)肌节:指受每个脊髓节段神经的运动神经(根)轴突所支配的相应一组肌群。

(6)感觉平面:通过身体两侧(右侧和左侧)各 28 个关键点(图 5-1)的检查进行确定。根据身体两侧具有正常针刺觉(锐或钝区分)和轻触觉的最低脊髓节段进行确定。身体左右侧可以不同。

2.感觉检查

感觉检查的必查部分是检查身体左右侧各 28 个皮节的关键点($C_2 \sim S_{4,5}$)。关键点应为容易定位的骨性解剖标志点。

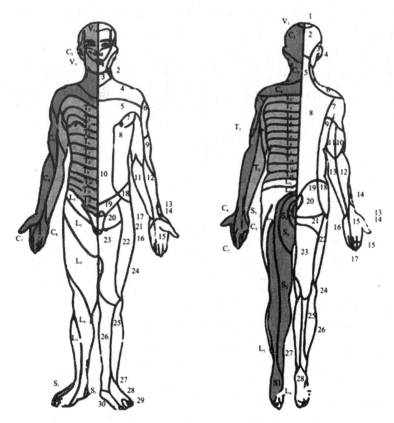

图 5-1　感觉关键点示意图

3.运动检查

肌肉的肌力分为 6 级。

0＝完全瘫痪。

1＝可触及或可见肌收缩。

2＝去重力状态下全关节活动范围（ROM）的主动活动。

3＝对抗重力下全 ROM 的主动活动。

4＝肌肉特殊体位的中等阻力情况下进行全 ROM 的主动活动。

5＝（正常）肌肉特殊体位的最大阻力情况下全 ROM 的主动活动。最大阻力根据患者功能假定为正常的情况进行估计。

5* =（正常）假定抑制因素（即疼痛、废用）不存在情况下，对抗重力和足够阻力情况下全 ROM 的主动活动，即认为正常。

应用上述肌力分级法检查的肌肉（双侧）如下。选择这些肌肉是因为它们与相应节段的神经支配相一致，至少接受 2 个脊髓节段的神经支配，每块肌肉都有其功能上的重要性，并且便于仰卧位检查。

C_5 屈肘肌（肱二头肌、肱肌）。

C_6 伸腕肌（桡侧伸腕长和短肌）。

C_7 伸肘肌（肱三头肌）。

C_8 中指屈指肌（指深屈肌）。

T_1 小指外展肌（/b 指外展肌）。

L_2 屈髋肌（髂腰肌）。

L_3 伸膝肌（股四头肌）。

L_4 踝背伸肌（胫前肌）。

L_5 足踇长伸趾肌（足踇长伸肌）。

S_1 踝跖屈肌（腓肠肌和比目鱼肌）。

4.Frankel 脊髓损伤分级法

目前临床上应用较多的还有 Frankel 脊髓损伤分级法（表 5-1）。

表 5-1　Frankel 脊髓损伤分级法

等级	功能状况
A	损伤平面以下深、浅感觉完全消失，肌肉运动功能完全消失
B	损伤平面以下运动功能完全消失，仅存某些包括骶区感觉
C	损伤平面以下仅有某些肌肉运动功能，无有用功能存在
D	损伤平面以下肌肉功能不完全，可扶拐行走
E	深、浅感觉，肌肉运动及大小便功能良好。可有病理反射

（三）诊断

在临床上诊断并不很困难。根据患者提供的病史、症状，经过全面系统的神经功能检查，再结合 X 线片、CT 和 MRI 等影像学资料，以及诱发电位辅助检查，可得出完整的结论。

(四)治疗

1.合适的固定

防止因损伤部位的移位而产生脊髓的再损伤。一般先用颌枕吊带牵引或持续的颅骨牵引。

2.减轻脊髓水肿和继发性损害

(1)地塞米松:10~20 mg 静脉滴注,连续应用5~7 天后,改为口服,每时 3 次,每次0.75 mg,维持2周左右。

(2)甘露醇:20%甘露醇 250 mL 静脉滴注,每天 2 次,连续 5~7 次。

(3)甲泼尼龙(MP)冲击疗法:每千克体质量 30 mg 剂量一次给药,15 分钟静脉注射完毕,间隔45 分钟后,再以 5.4 mg/(kg·h)维持。脊髓损伤 3 小时内维持 23 小时。脊髓损伤 3~8 小时内维持47 小时。

(4)高压氧治疗:据动物实验,伤后 2 小时进行高压氧治疗效果最好,这显然不适合于临床病例根据实践经验,一般伤后 4~6 小时内应用也可收到良好的效果。

3.促进神经恢复药物

(1)神经营养因子(NTFs):目前临床较为常用的为鼠神经生长因子(恩经复):18 μg 肌内注射,1 次/天,4 周 1 个疗程。

(2)神经节苷脂(Ganglioside,GM-1):每天 20~40 mg,遵医嘱一次或分次肌内注射或缓慢静脉滴注。在病变急性期(尤其是急性创伤):每天 100 mg,静脉滴注;2~3 周后改为维持量,每天20~40 mg,一般 6 周。

4.手术治疗

手术治疗的目的是解除对脊髓的压迫、减轻神经的水肿和恢复脊椎的稳定性。手术的途径和方式视骨折的类型和致压物的部位而定。如果外伤后诊断明确,有明确的骨折脱位压迫神经,原则上无绝对手术禁忌证的情况下急诊手术,可以尽可能挽救患者的神经功能,即便患者神经严重损伤,估计无恢复的希望,也可以稳定脊柱,便于术后护理,大大减少术后并发症。

5.陈旧性脊髓损伤的治疗

实际上是陈旧性脊椎损伤合并脊髓损伤。临床上超过 2 周甚至 3 周,除非手术切开,已不能通过间接整复骨折脱位者为陈旧性脊椎骨折脱位合并脊髓损伤。

陈旧性脊髓损伤分为稳定型和不稳定型,功能障碍主要由不稳定所致。不稳的发生可以是急性、亚急性或慢性,并可引起临床症状和影像学异常进行性加重。不稳定型损伤伴有临床症状者一般需要手术治疗,其目的是:①解除疼痛症状;②改善神经功能;③维持脊柱稳定性,在可能情况下纠正畸形。

四、早期药物治疗与预后评估

(一)脊髓损伤与早期药物治疗的关系

1.脊髓损伤早期药物治疗

治疗的时间窗非常短暂。从病理组织改变看,伤后 12 小时灰质坏死,24 小时伤段脊髓坏死,因此用 MP 治疗的时间应控制在伤后 8 小时之内,此时组织的反应已开始,用药可减轻继发损伤。

2.完全脊髓损伤早期药物治疗效果

美国国家急性脊髓损伤研究所(NASCIS Ⅲ)对 499 例脊髓损伤进行治疗,其中完全脊髓损伤占51.5%,分别用 MP 24 小时、48 小时和 lirilazadmesylate(TM)治疗,在 6 个月时,按 ASIA 运动评分,MP 24 小时组为 1.7 分,MP 48 小时组为 4.6 分,TM 组在两者之间,可见完全脊髓损伤,早期药物治疗的效果非常有限,仅有 1 块肌肉功能有所恢复。

据临床观察,完全脊髓损伤早期药物及手术治疗后,颈脊髓损伤可见到 1 个神经根恢复,胸腰段可见腰丛神经根恢复,而胸脊髓伤未恢复。这也说明完全脊髓损伤的药物治疗效果有限。这是因为脊髓已受到完全程度的损伤,继发损伤的作用已经很小。在颈脊髓,同序数神经根是从同序数颈椎的上缘离开颈椎,当颈椎骨折致脊髓损伤时,同序数颈脊髓与其神经根不在损伤的中心而在损伤的上部,损伤相对较轻,故可能恢复。在胸腰段,腰丛($L_2 \sim L_4$)的脊髓

在 T_{12} 平面内，L_1 椎体平面为骶髓，当 T_{12}、L_1 骨折脱位时，L_1 骨折，T_{12} 向前脱位，损伤了 T_{12}、L_1 之间的 L_5 与骶髓及其间的腰丛神经根。因为神经根为纤维组织，较脊髓更耐受损伤，所以当脊髓完全损伤时，神经根不一定完全损伤。另外，由于 L_2~L_4 脊髓在 T_{12} 椎管内，它们同时向前移位，不一定损伤，故 L_2~L_4 神经根有可能恢复。

3.不全脊髓损伤早期药物治疗效果

NASCIS Ⅲ 对 48.5％的不全脊髓损伤患者进行治疗，治疗后6个月ASIA运动评分：MP 24 小时组为 25.4 分，MP 48 小时组为28.9 分，TM 组在两者之间，较完全脊髓损伤好。这主要由于脊髓损伤较轻、可逆，抑制继发伤，有利于脊髓功能恢复。我们在临床中见到较重的不完全脊髓损伤患者(仅保留骶区肛门感觉，上下肢伤平面以下皆瘫)，经 MP 24 小时治疗及手术减压后 1 年，上下肢感觉和运动均恢复，排尿功能正常，但遗留病理反射。需要说明的是，虽然在实验研究中许多继发损伤因素分别被抑制后，脊髓功能恢复较对照组佳，但在临床中许多继发损伤因素被抑制后并未见到功能改善，这可能与继发损伤的因素多而我们仅抑制其中一部分，且所占比例或所起作用又较小有关。因此，治疗脊髓继发损伤应采用多方法联合治疗。

(二)预后

一般情况下，完全性四肢瘫患者如果损伤超过 1 个月时感觉和运动仍完全丧失，则下肢运动功能几乎没有恢复的可能。也有学者认为患者伤后完全性截瘫 48 小时而无丝毫恢复者，其功能将永久丧失。完全性脊髓损伤患者的大部分神经恢复发生在损伤后 6~9 个月，损伤后 12~18 个月则为进一步恢复的平台期，随后恢复的速度则迅速下降。不完全性截瘫患者损伤 1 个月后肌力 1 或 2 级的肌肉在 1 年后有 85％肌力提高到 3 级。故目前的临床上，不管是颈椎还是腰椎或者胸椎，对于不完全瘫痪的患者预后较为乐观，而完全性瘫痪的患者，L_2 以下的损伤，可能有部分恢复，也可能由于神经损伤严重无任何恢复。

第六章

骨盆、髋臼损伤

第一节 骨盆骨折

一、概述

骨盆是由骶骨、尾骨和两侧髋骨（髂骨、耻骨、坐骨）接连而成的坚强骨环，形如漏斗。两髂骨与骶骨构成骶髂关节；髋臼与股骨头构成髋关节；两侧耻骨借纤维软骨构成耻骨联合；三者均有坚强的韧带附着。骨盆上连脊柱，支持上身的体重，同时又是连接躯干和下肢的桥梁。躯干的重力通过骨盆传达到下肢，下肢的运动必须通过骨盆才能传达到躯干。

骨盆环的后方有两个负重主弓，骶骨是两个主弓的汇合点。股骶弓由两侧髋臼向上，通过髂骨的加厚部分到达骶骨称为股骶弓。此弓在站立时支持体重。坐骶弓由两侧坐骨结节向上，经过坐骨体从髂骨的加厚部分到达骶骨。此弓在坐位时支持体重。

前方上下各有一个起约束作用的副弓，上束弓经耻骨体及耻骨上支，防止股骶弓分离；下束弓经耻骨下支及坐骨下支，支持坐骶弓，防止骨盆向两侧开。副弓远不如主弓坚强有力。受外伤时副弓必先分离或骨折，当主弓有骨折时，副弓很少不发生骨折（耻骨联合分离时可无骨折），耻骨上支较下支更易骨折。

骨盆外围是上身与下肢诸肌的起止处。如外后方有臀部肌肉（臀大、中、小肌）附着，坐骨结节处有股二头肌、半腱肌、半膜肌附着；缝匠肌起于髂前上棘，股直肌抵止于髂前下棘，在耻骨支、坐骨支及坐骨结节处有内收肌群附着；骨盆的上方，在前侧有腹直肌、腹内斜肌、腹横肌分别止于耻骨联合及耻骨结节和髂嵴上；在后侧有腰方肌抵止在髂嵴。这些肌肉的急骤收缩均可引起附着点的撕脱骨折，同时也是骨盆骨折发生移位的因素之一。

骨盆对盆腔内的脏器和组织（如膀胱、直肠、输尿管、性器官、血管和神经）有保护作用。严重的骨盆骨折，除影响其负重功能外，常可伤及盆腔内脏器或血管、神经，尤其是大量出血会造成休克，管腔脏器破裂可造成腹膜炎，能危及生命。

骨盆结构坚固，适应在活动和负重时生物力学的要求，因此在骨关节损伤中骨盆伤的发生率相对较低。骨盆损伤多系高能量外力所致，交通伤是骨盆伤的重要原因，重物砸伤和高处坠落伤是造成骨盆损伤的另一重要原因。

近 20 年来资料表明，造成骨盆骨折的主要原因是伴发的严重损伤。骨盆开放性损伤死亡率则高达30％～50％。

(一)病因、病理

骨盆骨折多由强大的直接外力所致，也可通过骨盆环传达暴力而发生它处骨折。如车轮辗轧、碰撞、房屋倒塌、矿井塌方、机械挤压等外伤所造成，个别是由摔伤或由肌肉强力牵拉而致骨折。如骨盆侧面受挤压时，可造成耻骨单侧上下支骨折、耻骨联合分离、骶髂关节分离、骶骨纵形骨折、髂骨翼骨折。如暴力来自骨盆前、后方，可造成耻骨上下支双侧骨折、耻骨联合分离，并发骶髂关节脱位、骶骨骨折和髂骨骨折等，并易引起膀胱和尿道损伤。如骨盆超过两处以上骨折，且骨盆环断裂，则骨折块会有上下较大的移位，引起骨盆腔内大出血。如急剧的跑跳、肌肉强力收缩，则会引起肌肉附着点撕脱性骨折，常发生在髂前上棘和坐骨结节处。

(二)分类

骨盆骨折的严重性，决定于骨盆环的破坏程度及是否伴有盆腔内脏、血管、神经的损伤。因此在临床上可将骨盆骨折分为三大类。

1.骨盆边缘骨折

这类骨折不影响骨盆的完整性,病情较轻。如髂前上棘、髂前下棘、坐骨结节、尾骨等骨折。

2.骨盆环单弓断裂无移位骨折

这类骨折影响到骨盆环,但未完全失去连接,基本保持环状结构的完整。如一侧耻骨上支或下支或坐骨上支或下支单独骨折、髂骨翼骨折、骶骨骨折等。骨折仅表现为裂纹骨折,或有轻度移位,但较稳定,预后良好。

3.骨盆环双弓断裂移位骨折

这类骨折均由强大暴力引起,多为挤压伤,由于骨折移位和伴有关节错位,而致骨盆环的完整性遭到破坏,不但导致功能的严重障碍,而且常损伤盆腔内脏器或血管、神经,产生严重后果。常见有以下几种:一侧耻骨上下支或坐骨上下支骨折伴耻骨联合分离;双侧耻骨上下支或坐骨上下支骨折;髂骨骨折伴耻骨联合分离;耻骨或坐骨上下支骨折伴骶髂关节错位;耻骨联合分离并骶髂关节错位及骨盆环多处骨折。上述骨折共同特点是折断的骨块为骨盆环的一段,处于游离状态,移位较大而且不稳定。

根据骨折后局部骨折块的移位及骨盆环是否稳定可分为稳定性骨折和不稳定性骨折。骨盆环稳定性骨折和脱位即骨折与脱位后不影响骨盆环的稳定者,如耻骨单支骨折、髂骨翼骨折、髂前上下棘骨折、坐骨结节骨折、髋臼底骨折、骶尾骨折、耻骨联合分离等,为轻伤。骨盆环非稳定性骨折和脱位即骨折与脱位后骨盆变形,骨盆上下移位严重,影响了骨盆环的稳定者,可并发脏器损伤、血管损伤,给治疗带来麻烦,如双侧耻骨上下支骨折、单侧耻骨上下支骨折合并骶髂关节脱位或骶骨骨折、耻骨联合分离合并骶髂关节脱位和骶骨骨折或髂骨骨折等,均属重伤。

二、临床表现

单处骨折且骨盆环保持完整者,除局部疼痛及压痛外,常无明显症状。但骨盆环的完整性遭到破坏后,患者多不能起坐、翻身,下肢活动困难。用手掌按住左右两侧髂前上棘,并向后外轻轻推压,盆弓连接不完整时,骨折处因分离而发生疼痛,称为骨盆分离试验阳性。用手掌扶托两侧髂前上棘并向内相对挤压,盆弓连接不完整时,也可产生疼痛,称为骨盆挤压试验阳性。直接挤压耻骨联合,不但耻骨支骨折处和耻骨联合分离处可以产生疼痛,髂骨翼骨折因受牵拉,亦可产生疼痛。骶尾椎骨明显压痛,肛门指检有压痛或异常活动或不平骨折线,系骶尾椎骨折。髋关节活动受限且同侧肢体短缩,系髋臼骨折合并股骨头中心性脱位。

三、合并症

骨盆骨折多由强大暴力所造成,可合并头、胸、腹及四肢的复合性损伤,而且较骨折本身更为严重。常见的合并症有以下几种。

(一)血管损伤

骨盆各骨主要为松质骨,盆壁肌肉多,其邻近又有较多的动脉和静脉丛,血管供应丰富。骨折后可引起广泛出血,甚至沿腹膜后的疏松结缔组织间隙蔓延至肾区和膈下,形成腹膜后血肿。髂骨内外动脉或静脉或其分支,可被撕裂或断裂,引起骨盆内大出血。患者可有腹胀及腹痛等腹膜刺激征;大血管破裂可因出血性休克迅速死亡。为了鉴别腹膜后血肿与腹腔内出血,须行诊断性穿刺,即让患者侧卧一分钟后,取下腹部髂前上棘内上方 2～3 cm 处穿刺,然后向另一侧侧卧,再按上法穿刺。若针尖刚进入腹腔即很容易抽出血液,为腹腔内出血,若无血液抽出,为腹膜血肿。

(二)膀胱或尿道损伤

骨盆骨折时,骨折断端可刺破膀胱,在膀胱膨胀时尤易发生。如破裂在前壁或两侧未被腹膜覆盖的部位,尿渗入膀胱周围组织,可引起腹膜外盆腔蜂窝织炎,直肠指检有明显压痛和周围软组织浸润感;如破裂在膀胱顶或后壁腹膜覆盖部位,尿液进入腹膜腔,可引起明显腹膜刺激症状。患者除有休克、下腹部疼痛外,可有排尿障碍。膀胱破裂诊断有困难时,可经尿道插入导尿管,并经导尿管注入 50～100 mL 的生理盐水,如不能抽出等量液体,则明确膀胱已破裂。尿道损伤更为常见,多发生在后尿道。患者有尿痛、尿道出血、排尿障碍、膀胱膨胀和会阴部血肿。渗尿范围随损伤部位而不同。后尿道膜上部破裂时,因有尿生殖膈的限制,外渗尿液局限于膀胱周围;尿道球部破裂时,外渗的尿液可随会阴浅筋膜蔓延至阴茎、阴囊、前腹壁。尿外渗容易引起组织坏死和感染。

(三)直肠损伤

直肠上 1/3 位于腹膜腔内,中 1/3 仅前面有腹膜覆盖,下 1/3 全无腹膜。如破裂在腹膜反折以下,可引起直肠周围感染,常为厌氧菌感染;如损伤在腹膜反折以上,可引起弥漫性腹膜炎。

(四)神经损伤

多因骨折移位牵拉或骨折块压迫所致。伤后可出现括约肌功能障碍,臀部或下肢某些部位麻木,感觉消退或消失,肌肉萎缩无力,多为可逆性,一般经治疗后能逐渐恢复。

四、诊断

根据病史、临床表现及辅助检查多可确诊。X 线检查能够明确骨折的部位及移位。根据情况,可进行骨盆的前后位、入口位、出口位及髂骨斜位和闭孔斜位的投照,可以清晰地显示骨盆各部位的损伤。对于骨盆有严重创伤及怀疑是否有不稳定分离的患者,应考虑做 CT 检查。CT 能弥补 X 线片的不足,能清楚地显示骨盆的移位平面和立体方向,能详细地显示髋臼的情况。

五、治疗

(一)急症处理

骨盆骨折可以引起严重的并发症,死亡率较高。及时合理的早期救治是减少骨盆骨折患者疼痛、控制出血、预防继发的血管、神经损伤和脂肪栓塞综合征、凝血障碍等晚期并发症的首要环节。在现场和转送途中即院前阶段,根据患者伤情进行基本生命支持,即初级 ABC 和止血包扎固定搬运四大技术;对病情严重者要施行生命支持,即上述急救内容加上气管插管输液和抗休克等措施。

首先应把抢救创伤性出血休克放在第一位,应抓紧时间进行抢救。对于失血过多造成血脱者,应迅速补足血容量。对骨盆骨折合并休克,采取以下抢救措施:①立即建立静脉输液通路,必要时同时建立3～4条。②在20分钟内输入2 000～2 500 mL液体后再补全血。③氢化可的松20～50 mg/kg,亦可达50～150 mg/kg。④经大剂量补液、补血不能纠正休克时要积极考虑髂内动脉结扎术。

如有较大的血管损伤,患者陷于严重的休克状态,估计出血量已接近或超过总量的1/2,在有效抗休克的治疗下,血压不稳而且逐渐下降,血红蛋白和红细胞继续降低,同时腹膜后血肿也逐渐增大,则应考虑手术探查,及时结扎髂内动、静脉止血,可挽救生命。如合并盆腔内脏损伤者,应立即进行手术修补。

(二)非手术治疗

非手术治疗是传统的治疗方案,包括卧床、手法复位、下肢骨牵引和骨盆悬吊牵引。

1.复位手法

(1)骨盆边缘骨折:髂前上、下棘骨折,骨折块有移位者,应予以手法复位。患者仰卧,患侧膝下垫高,使髋膝关节呈半屈曲位,术者以捏挤按压手法将骨折块推回原位。坐骨结节骨折,患者侧卧位,使髋伸直膝屈曲位,术者以两手拇指按压迫使骨折块复位。复位后保持患肢伸髋、屈膝位休养,以松弛腘绳肌防止再移位。

(2)骨盆环单弓断裂无移位骨折:骨盆环虽有骨折但无移位,骨盆环保持完整而稳定。如髂骨翼骨折,一侧耻骨上、下支或坐骨上、下支单独骨折,骶骨裂纹骨折等。一般无须整复。

(3)盆环双弓断裂移位骨折有以下3种情况。

双侧耻骨上、下支与坐骨上、下支骨折:此骨折致骨盆环的前方中间段游离,由于腹肌的牵拉而往往向上向右移位。整复时患者仰卧屈髋,助手把住腋窝向上牵拉,术者双手扣住耻骨联合处,将骨折块向前下方扳提,触摸耻骨联合之两边骨折端平正时,表示已复位。整复后,术者以两手对挤髂骨部,使骨折端嵌插稳定。一侧耻骨上、下支与坐骨上、下支骨折伴耻骨联合分离者,触摸耻骨联合处整齐无间隙,则表示复位。

髂骨骨折合并耻骨联合分离：骨块连同伤侧下肢多向外上方移位，并有轻度外旋。此时患者仰卧，上方助手把住腋窝向上牵引，下方助手握患肢踝部向下牵引同时逐渐内旋。术者立于患侧，一手扳住健侧髂骨翼部，一手向前下方推按骨折块，触摸耻骨联合平正无间隙，提示已复位。

耻骨或坐骨上、下支骨折伴同侧骶髂关节错位：伤侧骨块连同下肢常向上移位并有外旋，因骶髂关节错位而不稳定。整复时患者仰卧，上方助手把住腋窝向上牵拉，下方助手握伤肢踝部向下牵引并内旋，术者立于患侧向下推按髂骨翼，测量两侧髂嵴最高点在同一水平时，再以对挤手法，挤压两髂翼及两髋部，使骨折块互相嵌插，触摸骨折处无凹凸畸形，即已复位。耻骨联合分离并一侧骶髂关节错位复位手法亦基本相同。

2.固定方法

对于髂前上下棘骨折，复位后可采取屈髋屈膝位休息，同时在伤处垫一平垫，用多头带或绷带包扎固定。3～4周去固定，即可下床活动。骶尾部骨折，一般不需固定，如仰卧位可用气圈保护。4～5周即可愈合。

（1）骨盆环单弓断裂无移位骨折：可用多头带及弹力绷带包扎固定，4周解除固定。

（2）骨盆环双弓断裂有移位骨折：必须给予有效的固定和牵引。对于双侧耻骨上下支和坐骨上下支、一侧耻骨上下支或坐骨上下支骨折伴耻骨联合分离者，复位后可用多头带包扎固定，或用骨盆兜带将骨盆兜住，吊于牵引床的纵杆上，4～6周即可。对于髂骨骨折合并耻骨联合分离、耻骨上下支或坐骨上下支骨折伴同侧骶髂关节错位、耻骨联合分离并一侧骶髂关节错位者，复位后多不稳定，除用多头带固定外，患肢需用皮肤牵引或骨骼牵引，床尾抬高。如错位严重行骨骼牵引者，健侧需上一长石膏裤，以做反牵引。一般6～8周即可去牵引。

3.下肢骨牵引和骨盆悬吊牵引

采用胫骨结节或股骨髁上持续骨牵引，使骨盆骨折逐渐复位，是最基本、常用和安全的方法。若需牵引力量较大,最好用双侧下肢牵引,可以更好地使骨盆固定,防止骨盆倾斜。牵引重量一般为体重的1/7～1/5,注意开始时重量要足够大,3～4天后,拍片复查骨折复位情况,再酌情调整,直至复位满意为止。维持牵引至骨折愈合,一般需8～12周,不宜过早去掉牵引或减重,以免骨折移位。具体应用时还需根据骨折类型、骨盆变位情况,给予相应牵引。

垂直型骨盆骨折、单侧骨盆向上移位及轻微扭转变形者,可选用单纯持续骨牵引;骨盆变形属分离型者,可同时加用骨盆兜悬吊骨盆,使外旋的骨盆合拢复位。但也需注意防止过度向中线挤压骨盆,造成相反畸形;压缩型骨盆骨折,禁用骨盆兜牵引,可在牵引的同时辅以手法整复,即用手掌自髂骨嵴内缘向外挤压,以矫正髂骨内旋畸形。少数内旋畸形严重者,必要时,牵引前亦可先用"4"字形正复手法矫正,即髋关节屈曲、外展,膝关节屈曲,使患侧足放置于对侧膝关节前面,双腿交叉呈"4"字形,术者一手固定骨盆,一手向下按压膝关节,使之向外旋转复位,然后行骨牵引。若半侧骨盆单纯外旋,同时向后移位,亦可采用90°-90°-90°牵引法。即行双侧股骨下端骨牵引,将髋、膝和踝3个关节皆置于90°位,垂直向上牵引,利用臀肌作为兜带,使骨折复位。此种方法的优点是便于护理,并可减少对骶部的压迫,避免发生压疮。对骨盆多发骨折,可根据X线片所示骨盆变形及骨折移位情况,给予相应的牵引,力争较好的复位。一般牵引6周内不应减量,以防止再移位,直至骨愈合,一般约12周,如位置理想,疼痛消失,可去牵引活动。

4.练功活动

骨盆周围有坚强的筋肉,骨折复位后不易再移位,且骨盆为骨松质,血运丰富,容易愈合。未损伤骨盆后部负重弓者,伤后第1周练习下肢肌肉收缩及踝关节伸屈活动,伤后2周练习髋膝关节伸屈活动,3周后可扶拐下地活动。如骨盆后弓损伤者,牵引期间应加强下肢肌肉收缩锻炼及踝关节活动,解除固定后,应抓紧时间进行各方面的功能锻炼。

(三)骨盆外固定器固定

外固定器的适应证有以下几方面。

(1)在急诊科用于有明显移位的 B1、B2 和 C 型不稳定骨盆骨折,特别是并发循环不稳定者,以求收到固定骨盆和控制出血的目的并有减轻疼痛和便于搬动伤员的作用。

(2)旋转不稳定(B1)的确定性治疗。

(3)开放性不稳定型骨折。外固定器品种多样,多数不能保持有半盆向头侧移位的骨折,对此应加用患侧骨牵引,以防止半盆上移。Riemer(1993)等将外固定器列入救治循环和骨折均不稳定的骨盆骨折救治方案,结果使此类损伤的死亡率自 22% 下降到 8%。Meighan(1998)明确指出,外固定是急诊处理严重骨盆骨折最为恰当的措施。此外,为了控制出血和稳定后环 Ganz 推出了抗休克钳,亦称 AOC 形钳,用于急诊科作为临时固定并取得相应效果。骨盆外固定器的并发症主要是针孔感染。

(四)手术治疗

切开复位内固定的适应证尚不统一,Tile 提出:前环外固定后,后环移位明显不能接受者,需要坐位的多发伤者和经选择的开放骨折是切开复位内固定的对象。Matta 主张经非手术治疗后,骨折移位超过1 cm,耻骨联合分离 3 cm 以上合并髋臼骨折及多发伤者应行内固定。Romman 主张 B 型、C 型骨折和多发伤者是适应证。由于骨盆骨折形式多样,即使同一分型中亦不尽相同,且伤员全身伤情不同,术者对内固定方法的选择不同,因而内固定的方法繁多,手术入路亦不同。

第二节 髋臼骨折

一、概述

髋臼由 3 块骨骼组成:髂骨在上,耻骨在前下,坐骨在后下,至青春期以后 3 骨的体部才融合为髋臼。从临床诊治的角度出发，Judet 和 Letournel 将髋臼视为包含于半盆前、后两个骨柱内的一个凹窝。前柱又称髂耻柱，由髂骨前半和耻骨组成，包括髋臼前唇、前壁和部分臼顶。后柱又称髂坐柱，由髂骨的坐骨切迹前下部分和坐骨组成，包括髋臼后唇、后壁和部分臼顶。

二、病因、病理

髋臼骨折多由间接暴力造成，因臀部肌肉丰富故直接暴力造成骨折少见。由于遭受暴力时股骨的位置不同，股骨头撞击髋臼的部位即有所不同，因而造成不同类型的髋臼骨折。当髋关节屈曲、内收位时受力，常伤及后柱，并可发生髋关节后脱位；若在外展、外旋位时受力，可造成前柱骨折和前脱位；若暴力沿股骨颈方向传递，即可造成涉及前后柱的横形或粉碎性骨折。严重移位的髋臼骨折，股骨头大部或全部突入骨盆壁内，出现股骨头中心脱位。传达暴力的髋臼骨折，髋臼的月状软骨面和股骨头软骨均有不同程度的损伤，重者股骨头亦可发生骨折。

三、诊断

(一)病史

确切的外伤史。

(二)体征

患侧臀部或大腿根部疼痛、肿胀及皮下青紫瘀斑，髋关节活动障碍。局部有压痛，有时可在伤处扪到骨折块或触及骨擦音。

(三)合并症

若合并有髋关节脱位，后脱位者在臀部可摸到脱出的股骨头，患肢呈黏膝状；前脱位者在大腿前侧可摸到脱出的股骨头，患肢呈不黏膝状；中心型脱位者，患肢呈短缩外展畸形。

(四)X 线或 CT 检查可明确诊断

为了正确评估髋臼骨折，检查时应摄不同体位的 X 线片，以便了解骨折的准确部位和移位情况。Letoumel 对髋臼骨折在 Judet 3 个角度 X 线片上的表现进行分类。该方法包括摄患髋正位、髂骨斜位片(IOV)和闭孔斜位片(OOV),它们是诊断髋臼骨折和分类的依据。

正位片显示髂耻线为前柱内缘线,前柱骨折时此线中断;髂坐线为后柱的后外缘,后柱骨折时此线中断;后唇线为臼后壁的游离缘,臼后缘或后壁骨折时后唇线中断或缺如;前唇线为臼前壁的游离缘,前缘或前壁骨折时此线中断或缺如;臼顶和臼内壁的线状影表示其完整性,臼顶线中断为臼顶骨折,说明骨折累及负重区,臼底线中断为臼中心骨折泪滴线可用来判断髂坐线是否内移。为了显示前柱或后柱骨折,尚需摄骨盆45°斜位片。①向患侧旋转45°的髂骨斜位片:可清晰显示从坐骨切迹到坐骨结节的整个后柱,尤其是后柱的后外侧缘。因此,该片可以鉴别后柱和后壁骨折,如为后壁骨折,髂坐线尚完整,如为后柱骨折,则该线中断或错位。②向健侧旋转45°的闭孔斜位片:能清楚地显示自耻骨联合到髂前下棘的整个前柱,特别是前内缘和前唇。应当指出的是,骨折错位不一定在每张X线片上显示,只要有一张X线片显示骨折,诊断明确。髋关节正位、髂骨和闭孔位X线片虽可显示髋臼损伤的全貌,但有时难以显示复杂的情况。CT可显示骨折线的位置、骨折块移位情况、髋臼骨折的范围、粉碎程度、股骨头和臼的弧线是否吻合,以及股骨头、骨盆环和骶骨损伤,因此对于髋臼骨折的诊断和分类,CT是X线片的重要补充。特别是对平片难以确定骨折类型和拟切开复位内固定治疗者,以及非手术治疗后髋臼与股骨头弧线呈非同心圆位置或髋关节不稳定者均应做CT检查。

四、治疗

髋臼骨折后关节软骨损伤,关节面凹凸不平,甚至失去弧度,致使股骨头与髋臼不相吻合。势必影响髋关节的活动。长期磨损则出现骨关节炎造成疼痛和功能障碍。因此,髋臼骨折的治疗原则与关节内骨折相同,即解剖复位、牢固固定和早期主动和被动活动。

(一)手法复位

适应于单纯的髋臼骨折。根据骨折的移位情况采取相应的复位手法。患者仰卧位,一助手双手按住骨盆,术者可将移位的骨折块向髋臼部位推挤,一面推挤,一面摇晃下肢使之复位,复位后采用皮牵引固定患肢 3～4 周。

(二)牵引疗法

适应于髋臼内壁骨折、骨折块较小的后壁骨折及髋关节中心性骨折脱位。或虽有骨折移位但大部分髋臼尤其是臼顶完整且与股骨头吻合,以及中度双柱骨折头臼吻合者。方法是:于股骨髁上或胫骨结节行患肢纵轴牵引,必要时(如严重粉碎,有移位和中心脱位的髋臼骨折,难以实现手术复位内固定者)在股骨大转子部加用侧方骨牵引,并使这两个方面牵引的合力与股骨颈方向一致。其纵轴牵引力量为 7～15 kg,侧方牵引力量为 5～8 kg,1～2 天后摄 X 线片复查,酌情调整重量,并强调在维持牵引下早期活动髋关节。6～8/8～12 周后去牵引,扶双拐下地活动并逐渐负重,直至完全承重去拐行走。

(三)手术治疗

(1)对后壁骨折片＞3.5 cm×1.5 cm 并且与髋臼分离达 5～10 mm 者行切开复位螺丝钉内固定术。

(2)移位明显的髋臼前柱骨折,采用改良式 Smith-Peterson 切口或经髂腹股沟切口,显露髋臼前柱,骨折复位后用钢板或自动加压钢板内固定。

(3)对髋臼后柱和后唇骨折采用后切口。其骨折复位后用钢板或自动加压钢板内固定,其远端螺丝钉应旋入坐骨结节。如有移位骨折片,需行骨片间固定时,可用拉力螺钉内固定。

(四)功能锻炼

对髋臼骨折应在维持牵引下早期活动髋关节,不仅可防止关节内粘连,而且可产生关节内的研磨动作,使关节重新塑形。

参 考 文 献

[1] 刘建宇,李明.骨科疾病诊疗与康复[M].北京:科学出版社,2021.

[2] 张建.新编骨科疾病手术学[M].开封:河南大学出版社,2021.

[3] 邹天南.临床骨科诊疗进展[M].天津:天津科学技术出版社,2020.

[4] 王文革.现代骨科诊疗学[M].济南:山东大学出版社,2021.

[5] 刘洪亮.现代骨科诊疗学[M].长春:吉林科学技术出版社,2020.

[6] 孟涛.临床骨科诊疗学[M].天津:天津科学技术出版社,2020.

[7] 程斌.现代创伤骨科临床诊疗学[M].北京:金盾出版社,2020.

[8] 王振兴.骨科临床常见疾病诊断与手术[M].哈尔滨:黑龙江科学技术出版社,2021.

[9] 张宝峰.骨科常见疾病治疗与康复手册[M].北京:中国纺织出版社,2021.

[10] 孙磊.实用创伤骨科诊疗进展[M].长春:吉林科学技术出版社,2020.

[11] 闫文千.实用临床骨科诊疗学[M].天津:天津科学技术出版社,2020.

[12] 张应鹏.现代骨科诊疗与运动康复[M].长春:吉林科学技术出版社,2020.

[13] 侯斌.骨科基础诊疗精要[M].长春:吉林科学技术出版社,2020.

［14］容可,李小六.骨科常见疾病康复评定与治疗手册［M］.郑州:河南科学技术出版社,2021.

［15］张鹏军.骨科疾病诊疗实践［M］.北京:科学技术文献出版社,2020.

［16］王建航.实用创伤骨科基础与临床诊疗［M］.天津:天津科技翻译出版有限公司,2020.

［17］何耀华,王蕾.实用肩关节镜手术技巧［M］.北京:科学出版社,2021.

［18］王磊升.骨科疾病临床诊疗技术与康复［M］.长春:吉林科学技术出版社,2020.

［19］葛磊.临床骨科疾病诊疗［M］.北京:科学技术文献出版社,2020.

［20］户红卿.骨科疾病临床诊疗学［M］.昆明:云南科技出版社,2020.

［21］刘东宇.膝关节镜小切口复位内固定治疗胫骨平台骨折的临床分析［J］.中国冶金工业医学杂志,2023,40(1):72-73.

［22］刘泽民,吕欣.髓内钉在四肢长管状骨骨折治疗中的应用:扩髓与不扩髓［J］.中国组织工程研究,2022,26(3):481-488.

［23］施俊峰,万宏来,陆辉,等.股骨颈骨折经上关节囊入路开放复位内固定［J］.中国矫形外科杂志,2023,31(3):261-264.

［24］林增平,钟继平,章宏杰.经皮微创接骨板固定术外侧切口在老年肱骨近端骨折中的应用［J］.骨科临床与研究杂志,2022,7(1):41-43,47.

［25］华伟伟,刘数敬,王波.一期前、后交叉韧带及后外侧复合体重建联合内侧副韧带修复治疗 KD-Ⅳ型膝关节脱位的近期疗效［J］.中国修复重建外科杂志,2022,36(1):10-17.

［26］苟永胜,丁柯元,许圣茜,等.双枚克氏针与双固定螺钉治疗末节指骨基底部撕脱性骨折的比较［J］.中国组织工程研究,2022,26(18):2849-2853.